# YOGA PARA TUS OJOS

# Yoga para tus ojos

## Ejercicios para recuperar la visión de manera natural

Programa completo con libro de instrucciones y DVD

Dr. Meir Schneider

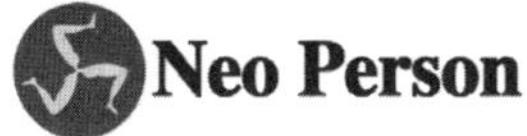

Primera edición: septiembre de 2013
Primera reimpresión: abril de 2014

Título original: *Yoga for your Eyes*

Traducción: Blanca González Villegas

Diseño de cubierta: Rafael Soria

Editado por acuerdo con Sounds True, Inc., Lousville, CO (EE.UU.)


Alquimia, 6
28933 Móstoles (Madrid) - España
Tels.: 91 614 53 46 - 91 614 58 49
e-mail: alfaomega@alfaomega.es - www.alfaomega.es

Depósito legal: M. 7.464-2014
I.S.B.N.: 978-84-95973-77-1

Impreso en España por: Artes Gráficas COFÁS, S.A. - Móstoles (Madrid)

# Cómo utilizar este libro

Tanto este libro como el vídeo *Yoga para tus ojos* que le acompaña son dos obras independientes entre sí.

Este libro ha sido diseñado como una guía para ofrecerte un conocimiento profundo de los problemas de visión que puedas padecer y aporta un resumen de las técnicas que podrías poner en práctica para mejorarla.

El vídeo es una ayuda visual que puedes utilizar como guía para asegurarte de que estás haciendo los ejercicios correctamente. Lo ideal sería que primero leyeras el libro. De este modo, cuando veas el vídeo tendrás una buena base para ir siguiendo los ejercicios que decidas realizar.

# ÍNDICE

# Una visión mejor, unos ojos más sanos

Aunque la mayoría de las personas sabemos qué es lo que tenemos que realizar para disfrutar de una salud más óptima y para vivir una vida más larga —comer mejor, hacer ejercicio regularmente, reducir el estrés y aprender a relajarnos—, en lo referente a los ojos padecemos lo que podríamos denominar una especie de impotencia aprendida. Somos muy pocos los que estamos convencidos de que está en nuestras manos contribuir a que nuestros ojos estén más sanos y a que mejore nuestra vista.

El ojo no es una mera herramienta mecánica. Como a cualquier otra parte del cuerpo, nuestro estado de ánimo le afecta profundamente. Sin que exista ningún motivo claro que lo justifique, la creencia popular actual es que la vista solo puede irse deteriorando cada vez más, que es imposible que mejore. Las estadísticas revelan que la mayor parte de las personas que ven mal no vuelven a ver bien nunca más; su visión no hace más que empeorar progresivamente. Sin embargo, estas estadísticas serían distintas si nos enseñaran a cuidar de nuestros ojos... y, lo que es aún más importante, si nos diéramos cuenta de que tenemos en nuestras manos la posibilidad de mejorar nuestra vista.

## ¿Qué es la visión?

La visión es un conjunto formado por la sensación, la percepción y la concepción. En términos mecánicos, la retina posee alrededor de 126 millones de células fotosensibles que producen unos mil millones de imágenes cada minuto. El cerebro no tiene posibilidad alguna de asimilarlas todas para crear una imagen, por lo que selecciona, determinando fundamentalmente qué aspectos de la imagen vas a ver y cuáles no. La claridad de visión es en gran medida una función cerebral.

La medicina occidental tiende a ignorar las complejas interacciones que se establecen entre el ojo y el cerebro. La formación médica se centra casi por completo en aprender a combatir los síntomas. Si tienes cataratas, los oftalmólogos te extirpan el cristalino. Si tienes tensión ocular elevada, te ponen el tratamiento adecuado para que disminuya. Si ves mal, te recetan unas gafas. Lo más habitual es que no profundicen en la causa última de estos trastornos.

Sin embargo, la miopía, por ejemplo, es claramente el resultado de padecer estrés mental y de que tu cerebro conciba el mundo como un lugar borroso y poco definido. La mayoría de los niños miopes lo son a partir de tercer curso, cuando la emoción inicial de aprender remite y empiezan a vislumbrar el patrón inmutable de los años de colegio que les aguardan. Aquellos a los que no hay que ponerles gafas en tercero suelen empezar a usarlas cuando entran en el instituto, una época en la que no ven el futuro con claridad y ante ellos se abren unos años de estudio aparentemente interminables.

La hipermetropía, por el contrario, suele desarrollarse alrededor de los cuarenta o los cincuenta años, cuando tiene lugar la mayor parte de los divorcios y la gente tiende a preguntarse si podría vivir la vida de otra forma. No tengo ninguna duda, después de casi treinta años trabajando con todo tipo de problemas de visión, de que la vista es realmente un componente del estado mental de la persona. Mejorar la vista de una persona no consiste sencillamente en lograr que pueda llegar a quitarse las gafas, sino que supone más bien tratar a la persona en su conjunto: su estado mental, su estado emocional y su estado físico.

### Causas de la visión deficiente

Los problemas de visión suelen manifestarse como una falta de claridad, ya sea de cerca o de lejos. El mecanismo físico necesario para ver las cosas de cerca es diferente del que ponemos en marcha para verlas a lo lejos. Piensa, por ejemplo, en cómo funciona una cámara de fotos. Cuando los rayos de luz procedentes del objeto que estás fotografiando llegan a la lente de la cámara, tienen que converger para que puedan enfocarse en la película situada detrás de la lente. Para enfocar se cambia la distancia entre la lente y la película hasta conseguir que sea la correcta; de lo contrario, el objeto no se enfocará exactamente sobre la película y la fotografía será un borrón.

Del mismo modo, tu ojo tiene que converger los rayos de luz del objeto que estás mirando y enfocarlos detrás del cristalino, que es la lente del ojo. En lugar de película, tú tienes una retina, una red de células nerviosas que traduce los rayos de luz en información neuronal. A continuación, estos datos se envían al cerebro a través del nervio óptico. Y así como la cámara cambia la distancia entre la lente y la película para enfocar, el ojo cambia la forma del cristalino.

Cuando los músculos ciliares que mantienen al cristalino en su sitio se relajan, este permanece relativamente plano y permite ver bien de lejos. Cuando el objeto que estás mirando está a menos de ocho metros de tus ojos, estos músculos se contraen y el cristalino adquiere una forma más esférica. Este proceso se denomina acomodación (véase figura a).

Otro factor que se supone que determina lo bien que ve una persona es la forma del globo ocular. Se considera que los globos oculares irregulares son la causa de los dos trastornos de visión más corrientes: la miopía y la hipermetropía. La miopía es la incapacidad de ver con claridad los objetos distantes y está provocada por un globo ocular cuya longitud de delante atrás es excesiva. Esta forma oblonga no permite al cristalino enfocar sobre la retina los rayos de luz procedentes de los objetos distantes (véase figura b), aunque sí puede enfocar bien los rayos procedentes de objetos cercanos. La hipermetropía es la incapacidad de ver con claridad los objetos cercanos.

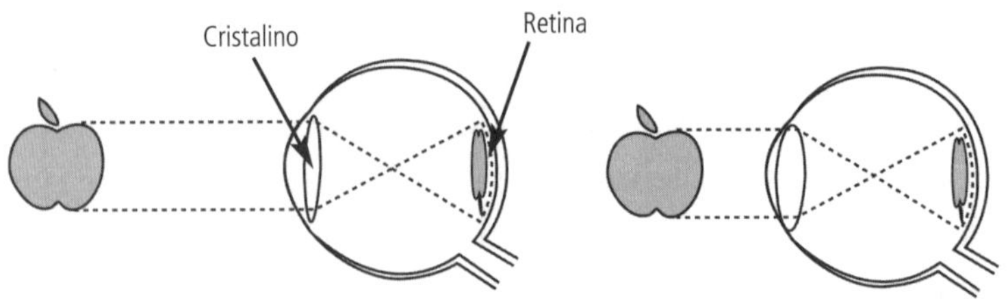


**Figura a.** *Así trabaja el ojo: cuando el objeto está cerca, el cristalino cambia de forma y se vuelve más esférico.*

En este caso, la longitud anterior/posterior del globo ocular es demasiado corta. Los rayos de luz procedentes de los objetos lejanos se enfocan correctamente, pero el cristalino es incapaz de hacer que se junten antes de que alcancen la retina. Si fueran capaces de traspasarla, probablemente se enfocarían detrás de ella (véase figura c).

Las descripciones anteriores explican cuáles son las causas mecánicas que conducen a que nuestra visión sea deficiente. A partir de aquí, lo que debemos averiguar es, entonces, lo siguiente: ¿a qué se deben estos cambios físicos en la estructura de nuestros ojos? Para responder a esta pregunta con una sola palabra, diremos que estos cambios son producto del estrés. Los ojos son tan susceptibles de padecer estrés como cualquier otra zona del organismo, y acaban siendo afectados como sucede con la mayor parte del cuerpo.

Tanto en los colegios como en las oficinas encontramos a menudo dos de los componentes fundamentales del estrés visual: un enfoque cercano prolongado y sin descanso, y unas tareas con una demanda cognitiva elevada.

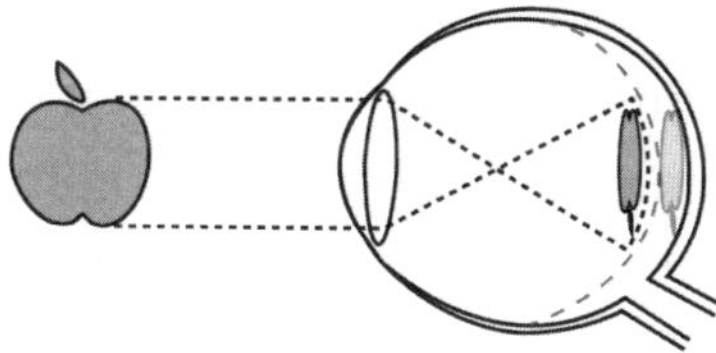

**Figura b.** *La miopía está provocada por un globo ocular con un eje anterior/posterior demasiado largo. La lente no es capaz de enfocar los objetos distantes sobre la retina, lo que produce una imagen borrosa.*

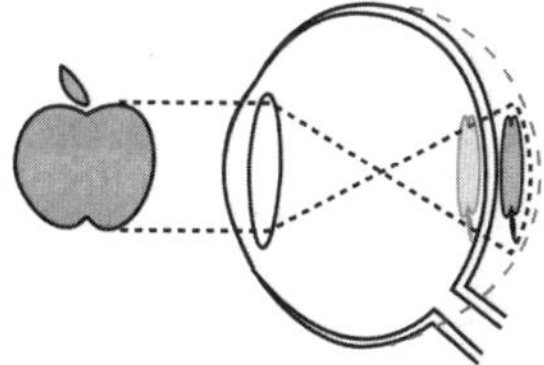

**Figura c.** *La hipermetropía está provocada por un globo ocular con un eje anterior/posterior demasiado corto. La lente enfoca los objetos cercanos más allá de la retina, lo que produce una imagen borrosa.*

La llegada de los ordenadores ha complicado el problema aún más, al generar un trastorno por esfuerzo repetitivo visual y postural denominado síndrome de visión del ordenador. Entre sus síntomas se incluyen la fatiga ocular, dolor en el cuello y en los hombros, sequedad ocular y dificultades para enfocar. La pantalla del ordenador es en sí misma un factor de estrés visual. Como el ojo no puede nunca determinar la longitud focal de los píxeles del ordenador, sometemos al músculo ciliar al esfuerzo infructuoso de estar constantemente oscilando inútilmente para intentar ajustar el cristalino. La tensión visual producida por el síndrome de visión del ordenador tiende a provocar miopía o a agravarla en las personas que ya la padecen.

Muchas de nuestras acciones y reacciones —así como gran parte de nuestra memoria— se guían por imágenes mentales, entre las que se incluyen las imágenes tanto conscientes como subconscientes de los acontecimientos que han conformado nuestra constitución emocional. Nuestros ojos están en tensión incluso cuando solo percibimos estas imágenes «con el ojo de la mente». Todas estas acciones y reacciones se desarrollan en nuestro cerebro, del que el ojo es una parte fundamental. Por este motivo, y también porque utilizamos los ojos prácticamente para todo lo que hacemos, estos órganos responden con mucha intensidad a nuestros pensamientos y a nuestras emociones. Como trabajan de forma tan constante y tan dura, su sensibilidad al dolor físico y a la fatiga es enorme.

La mala visión surge de la interacción compleja que se establece entre el cuerpo y la mente. Es por esto por lo que, cuando empezamos a trabajar para mejorar los ojos, debemos abordar el trabajo desde todos los ángulos posibles. Y también es el motivo de que, en ese proceso, vayamos descubriendo cosas sobre nosotros mismos que quizá no sospechamos jamás.

# El doctor William H. Bates, un oftalmólogo visionario

Es posible que hayas oído hablar del Método Bates. Es un conjunto de ejercicios diseñados para fortalecer la visión sin tener que recurrir al uso de gafas correctoras. Su creador fue el doctor William H. Bates, que nació en 1860 y se graduó en la Facultad de Medicina y Cirugía de la Universidad Cornell cuando contaba 35 años de edad. Tres años más tarde, cuando trabajaba como interno en el hospital Columbia de Nueva York ejerciendo como especialista de oído, nariz, garganta y ojos (en aquella época estas especialidades estaban unidas), y también como profesor ayudante, fue despedido tras recomendar repetidamente al resto de los médicos de la plantilla que dejaran de utilizar las gafas que les habían prescrito los jefes de oftalmología del hospital.

El doctor Bates utilizaba un instrumento, denominado retinoscopio, con el que podía observar cambios diminutos en la curvatura de la superficie de los ojos, lo que le permitía determinar la naturaleza y el grado de los problemas de visión de un paciente. Durante muchos años se dedicó a observar los ojos de cientos de pacientes sometidos a todo tipo de actividades, estados emocionales y condiciones físicas. Observó cómo, cuando estos pacientes hacían un trabajo que les gustaba, la configuración de sus ojos era distinta de la que presentaban cuando estaban haciendo otro que les disgustaba. Lo mismo sucedía cuando estaban fatigados, preocupados o confusos: mostraban una configuración diferente a la que tenían cuando estaban centrados, excitados, estimulados o relajados.

Entre otras cosas, el doctor Bates descubrió cómo cambiaba el grado de nitidez visual —de la misma persona— de bueno a malo, para volver de nuevo a mejorar, dependiendo del estado físico y emocional de la persona. Llegó a la conclusión de que la visión no es una condición estática, sino que está constantemente oscilando. Es probable que tú mismo hayas comprobado que en unos momentos determinados ves mejor que en otros. El doctor Bates fue el primer oftalmólogo que realizó un estudio científico de este fenómeno. Sus investigaciones revelan cómo el estrés que provocan las distintas situaciones de la vida cotidiana puede crear y agravar los defectos de visión. También demostró que estos problemas pueden corregirse con un comportamiento visual consciente y correcto.

El doctor Bates falleció en 1931, tras pasar toda su vida investigando y desarrollando un método que sirviera para aliviar el sufrimiento innecesario de las personas que padecen trastornos oculares. La compasión y el desvelo que mostraba hacia sus pacientes eran legendarios. En cierta ocasión vio a un niño muy pequeño que llevaba unas gafitas diminutas y exclamó: «Esto bastaría para hacer llorar a los ángeles».

Los ejercicios de *Yoga para tus ojos* se basan en el método Bates, aunque incorporan algunas modificaciones y otros ejercicios complementarios que he ido desarrollando a lo largo de las casi tres décadas que llevo dedicado a curar mi propia ceguera y a ayudar a otras personas a trabajar para mejorar sus problemas de visión. Este método ha demostrado ser muy efectivo a la hora de aliviar los problemas de refracción (todos aquellos problemas estructurales que afectan a la trayectoria de la luz dentro del ojo), para corregir el estrabismo y el ojo vago y para tratar otros problemas de índole parecida. No se centra necesariamente en las enfermedades oculares; más bien, está diseñado para ayudar a conservar unos ojos más sanos, más resistentes a las enfermedades y más capaces de sanarse a sí mismos ante cualquier trastorno reversible.

# La conexión entre el cuerpo y la mente

El escritor británico Aldous Huxley fue un admirador entusiasta del método del doctor Bates, y lo aprendió y lo utilizó con gran éxito. Después de curarse (gracias a sus ejercicios) de una dolencia cercana a la ceguera, escribió un libro titulado *El arte de ver*, en el que describe la visión como un proceso en tres etapas en el que participan los ojos, el cerebro y la mente, y nos expone que ver consiste en:

**Sentir**: las células fotosensibles de los ojos reciben información sobre su entorno a través de los rayos de luz. En un segundo llegan a los ojos aproximadamente mil millones de datos visuales.

**Seleccionar**: la mente no es capaz de gestionar todos los datos visuales que llegan a los ojos, por lo que dirige a estos para que solo presten atención a una información concreta.

**Percibir**: los datos visuales seleccionados son reconocidos e interpretados por la mente.

Para poder experimentar una mejoría visual no tenemos más remedio que reconocer que la visión es en realidad una interacción compleja entre los ojos y la mente. También debemos aprender a obligar a la mente a trabajar para nosotros y no contra nosotros. Uno de los mayores obstáculos que debemos superar es la convicción de que los ojos no son capaces de mejorar. Esta creencia puede impedirnos reconocer o aceptar las mejorías cuando se produzcan, y es capaz de convencernos de que, en determinadas situaciones, no vamos a poder ver, por lo que no merece la pena que nos esforcemos.

En ocasiones, podemos llegar a experimentar un empeoramiento de la visión si eso es lo que estamos esperando. Son esas situaciones que consideramos como un desafío para nuestros ojos. El doctor Bates describió una ocasión en la que invitó a dos de sus pacientes, uno con una visión excelente y el otro con mala calidad visual, a mirar a una pared vacía. Durante el transcurso del experimento midió los cambios de la curvatura superficial de los ojos de los pacientes con el retinoscopio. Mientras estuvieron mirando a la pared vacía, los ojos de las dos personas permanecieron iguales, pero en el momento en que el doctor colocó un optotipo (uno de esos paneles con letras de distintos tamaños que utilizan los oftalmólogos para medir la vista) sobre ella, los ojos de la persona con mala visión cambiaron de forma radical y los músculos que los rodeaban se contrajeron con fuerza. Los ojos de la persona con buena visión mostraron solo un cambio ligero, apenas perceptible. El primero había puesto en práctica de manera inmediata e inconsciente su hábito de forzar los ojos para conseguir ver el panel.

Si queremos mejorar nuestra visión, no tenemos más remedio que cambiar de forma de pensar y tener otra actitud hacia ella. Y esto supone una empresa monumental. Los hábitos visuales y los patrones de comportamiento son de las cosas más difíciles de cambiar. En la práctica estamos más apegados a nuestra forma de ver que a cualquier otra cosa de las que hacemos. Quizá sea debido a que nuestra memoria está integrada sobre todo por información visual. Cuando vemos algo de una determinada manera, así es como se queda grabado en nuestra memoria, y a partir de ese momento lo veremos siempre tal y como lo recordamos. Dependemos enormemente de nuestra vista, especialmente las personas que ven bien. Cuando estas personas dejan de ver tan bien como solían hacerlo, el cambio puede resultarles verdaderamente traumático y llega a transformar todo el concepto que tienen de sí mismas. Sin embargo, lo cierto es que estas personas poseen grandes recursos para recuperar su visión, fundamentalmente los recuerdos que conservan de imágenes visuales claras y nítidas.

La memoria y la imaginación son las herramientas más valiosas que posee la mente para mejorar la visión. Observarás que las utilizamos en muchos de los ejercicios de *Yoga para tus ojos*. Para conseguir una vista más nítida podemos servirnos de cualquier cosa que hayamos visto con claridad en alguna ocasión. Todos sabemos que nos resulta más fácil ver aquellas cosas que nos parecen conocidas y familiares. Por ejemplo, una palabra desconocida, aunque esté formada por las mismas letras que otra con la que estamos familiarizados, resulta en principio más complicada de descifrar que esta segunda. En la presente obra utilizamos ejercicios de visualización para aprovechar la tendencia de la mente a asociar una visión clara con aquello que nos es conocido y familiar. También utilizamos la visualización o la imaginación para crear las condiciones óptimas para trabajar. El hecho de imaginar la negrura total, por ejemplo, puede hacer que el nervio óptico reaccione como si estuviera de hecho viendo una negrura total, es decir, dejando de trabajar y descansando.

La mente, como cualquier otra fuerza poderosa de la naturaleza, puede ayudarnos o perjudicarnos. Puede impedir que creamos que nuestra visión es capaz de mejorar o puede suministrarnos todo lo que necesitamos para mejorarla.

## Tus ojos y tu cerebro

El más importante de todos los órganos visuales es el cerebro. Incluso comparte con los ojos los mismos tipos de tejido. Nuestros ojos, al ser unos órganos tan sensibles, responden a los cambios bioquímicos más insignificantes del cerebro, incluidos aquellos que son provocados por estados emocionales y acontecimientos mentales. Las teorías que señalan a la estructura ocular como la causante de nuestros problemas visuales tienen un enfoque muy limitado, pues no reconocen la profunda dinámica existente entre el cuerpo y la mente, que es lo que provoca inicialmente los cambios estructurales. La oftalmología convencional afirma que la estructura de un órgano es lo que determina su funcionamiento. Eso hace que los problemas de visión se traten con instrumentos o intervenciones quirúrgicas diseñadas para cambiar la estructura del ojo. Sin embargo, la realidad es que toda visión empieza con un pensamiento. Tus pensamientos son los que dictan cómo funcionan tus ojos, y este modo de funcionamiento de los ojos es lo que hace que cambie su estructura. Si aprendes a cambiar con la mente tu forma de funcionar, también podrás cambiar la estructura de tus ojos.

El control que ejerce el cerebro sobre la función visual queda patente en su capacidad de dar sentido a una serie de impresiones que tus ojos son incapaces de interpretar por sí solos. Por ejemplo, la física nos enseña que, aunque percibimos los objetos bien colocados, con la parte superior hacia arriba, lo cierto es que el cristalino y la retina los ven cabeza abajo. Los ojos no disponen de ninguna función mecánica que pueda traducir estas imágenes colocadas del revés y hacerlas adoptar la posición que vemos normalmente. Es el cerebro el encargado de colocarlo todo en su verdadera posición, el que se ocupa de «poner orden en el mundo». Hace un tiempo se realizó un experimento sorprendente que ilustra este punto con mucha claridad.

Se entregó a un grupo de pilotos unas gafas que hacían que todo se viera al revés, cabeza abajo. Al cabo de un par de días, los cerebros de estos pilotos habían enderezado la visión y otra vez veían las cosas en su verdadera posición, aunque seguían llevando puestas las gafas. Dos semanas más tarde, les quitaron las gafas. El mundo volvió a quedar patas arriba. De hecho, algunos de los pilotos sufrieron un colapso nervioso. Con el tiempo, sin embargo, volvieron a ver las cosas en su auténtica posición.

Ese amplio territorio que considera la visión como un estado mental es un ámbito que la medicina occidental no aborda. Es cierto que las soluciones sintomáticas —cirugía, gafas y demás— nos ayudan a ver mejor a corto plazo; sin embargo, en último término, lo que hacen es debilitar los ojos. Y además, siguen perpetuando el mito de impotencia que nos impide fortalecer nuestra visión por nosotros mismos, aunque este enfoque no solo ha demostrado su efectividad en muchos miles de casos, sino que resulta sin duda preferible tanto para lo que se refiere a la función visual como a la hora de potenciarnos a nosotros mismos.

## Tus ojos y tus emociones

La visión es, en gran medida, un estado emocional. Casi todos los clientes con los que he trabajado han experimentado emociones muy fuertes —y, en ocasiones, percepciones emocionales muy poderosas— mientras trabajaban para mejorar su visión. Las emociones negativas fuertes, por su parte, casi siempre empeoran la visión temporalmente. Esto les sucede incluso a las personas que gozan de buena visión. Si el estrés emocional no se interrumpe, el daño ocular puede hacerse permanente.

Gran parte del deterioro visual se debe a una falta de ganas de observar atentamente al mundo. Nuestros ojos pierden su capacidad de «pasar» de un detalle a otro, lo que da como resultado una mirada congelada que provoca una enorme tensión en nuestros ojos. Sin embargo, cuando estamos sometidos a estrés emocional, lo último que desearíamos tener que hacer es observar atentamente los detalles de nuestra situación. En momentos como estos, nos resulta menos doloroso «cegarnos» parcialmente para no ver la realidad de lo que nos sucede. Nuestra visión se vuelve borrosa en un intento por protegernos emocionalmente. Por desgracia, nuestra reacción habitual ante esta situación es la de obligar a nuestros ojos a cumplir su función como lo hacían normalmente. Por eso nos ponemos gafas o aumentamos la graduación de las que ya teníamos.

Si te hicieras daño en la columna por levantar objetos muy pesados, no se te ocurriría ponerte un corsé lumbar y seguir utilizando la espalda como hasta ese momento. Y, sin embargo, así es precisamente como tratamos a nuestros ojos. Para nuestra salud visual a largo plazo, sería mucho mejor que reconociéramos sencillamente nuestra necesidad de ver con menos claridad durante un tiempo. El empeoramiento de nuestra visión nos está indicando que estamos atravesando unos momentos en los que debemos relajar y proteger nuestros ojos, nuestro cuerpo y nuestra mente. En este mundo en el que vivimos, en donde lo que prima es la funcionalidad, puede resultar complicado de hacer, pero ignorar las señales que nos están avisando de que estamos ante un problema físico y emocional significa arriesgarnos a sufrir un daño permanente en nuestra capacidad para funcionar. Si cuidas con esmero tu vista en los momentos duros, conseguirás que recupere su capacidad anterior cuando vuelvas —literalmente— a ver las cosas bien.

# Los fundamentos de *Yoga para tus ojos*

Nuestros antepasados primitivos utilizaban plenamente todos sus sentidos, incluida la vista. Miraban a lo lejos; se daban cuenta del más leve movimiento que se produjera en los confines más lejanos de lo que veían. Sus ojos pasaban constantemente de un detalle a otro, de lo más cercano a lo más lejano. Podían encontrar el camino tanto en la oscuridad como a plena luz del día.

Por desgracia, nuestra realidad actual no es tan fluida. La vida nos endurece el cuerpo. Cuando trabajamos duro, tensamos nuestra postura y nos contraemos. Cuando estamos leyendo o trabajando en el ordenador, el resto de la habitación no nos interesa en absoluto. Pasamos la mayor parte del día mirando un trabajo situado a unos centímetros de nuestra nariz. La luz del sol nos ciega cuando salimos al exterior después de haber estado todo el día trabajando bajo techo. Tenemos que esforzarnos mucho para ver en la oscuridad.

Estos malos hábitos visuales nos llevan a tener una mirada «congelada», una mirada que no tiene en cuenta gran parte del campo visual. No utilizamos un porcentaje altísimo de la capacidad y la agudeza visual que nos ha concedido la naturaleza. Con el tiempo, el cerebro refuerza este comportamiento y deja al ojo fijo, inmóvil, para que responda a él. De esta forma, crea una realidad predecible en la que solo esperamos ver unas cosas determinadas y de unas formas concretas. Con ello, está imponiendo su memoria visual para recrear nuestras experiencias visuales en cada momento.

En *Yoga para tus ojos* aprenderás cómo puedes desarrollar lo que yo denomino «ojos blandos»: unos ojos verdaderamente abiertos a todo aquello que hay para ver. Este concepto de ojos blandos fue desarrollado por practicantes de artes marciales para describir el tipo de visión que se necesita para darnos cuenta de la presencia de tres oponentes que se nos están acercando desde direcciones diferentes. Con una mirada congelada solo podríamos enfocarlos de uno en uno, lo que nos conduciría a una derrota rapidísima.

Los ojos blandos, por el contrario, tienen una gran presencia. Pueden asimilar toda la habitación, todo el paisaje, sin forzarse para intentar adquirir una impresión visual concreta. Mirar con ojos blandos es algo parecido a dar un paseo por el puro placer de mover el cuerpo, sin estar calculando las calorías que quemamos ni los músculos que tonificamos. Los ojos blandos absorben el mundo en lugar de hacer un esfuerzo por capturarlo; descansan mientras miramos, no se esfuerzan intentando ver. Si tenemos ojos blandos, el proceso en sí de ver es tan importante como el contenido de lo que vemos. Resulta evidente que esta forma de abordar la vida es mucho más relajada que aquella a la que la mayoría estamos acostumbrados.

## La unión con tus ojos

*Yoga* es una palabra sánscrita que significa literalmente «yugo», el instrumento que engancha al buey a la carreta. En la tradición hindú se utilizó originalmente para describir el hecho de enganchar a la persona con los dioses. En la actualidad la traducimos como «unión»; en otras palabras, como la actitud de unirnos a nuestra experiencia en lugar de intentar apartarnos de ella. Muchas veces hacemos un esfuerzo por distanciarnos de nuestro mundo, para lo cual luchamos por entumecer nuestros sentidos, por apartar nuestros sentimientos o por intentar congelar el tiempo para no tener que afrontar la posibilidad de sufrir cambios que nos angustien. La idea que subyace bajo el título de *Yoga para tus ojos* es la de unirnos con nuestros ojos, la de estar con ellos tal y como son.

Cuando nos unimos con nuestros ojos, dejamos a un lado nuestras ideas preconcebidas y miramos con curiosidad lo que realmente están experimentando. Empezamos a prestarles atención, a darnos cuenta de cuándo están cansados o irritados. Tal y como haríamos con cualquier amigo al que apreciamos, atendemos a sus necesidades: los invitamos a descansar cuando han realizado un trabajo duro y los ejercitamos con suavidad cuando están débiles o cuando algo los ha dañado.

Todos los ejercicios de *Yoga para tus ojos* se basan en estos principios. Lo mismo podemos decir de estas directrices, con las que deberías trabajar no solo cuando estés haciendo los ejercicios, sino durante todo el día. Practica las sugerencias que te ofrecemos y te sorprenderás de cómo tus ojos responden a la atención amorosa que les dediques. Nunca, bajo ninguna circunstancia, te esfuerces para ver nada. Es imposible forzar una visión mejor; de hecho, el simple proceso de intentarlo anulará todos los beneficios que puedas sacar de los ejercicios. En lugar de esforzarte, lo que debes hacer es darte cuenta de lo que ves y utilizar esa información para realzar los ejercicios.

Deja que tu visión sea tal y como es. Si es borrosa, no intentes hacerla más nítida. Limítate a trabajar con lo que tienes y observa qué condiciones mentales, físicas y emocionales son las que contribuyen a que se produzcan cambios en tu visión. (Por cierto, no tienes que cambiar estas condiciones; el simple hecho de adquirir consciencia de ellas dará comienzo por sí solo a un proceso natural de cambio.)

No te fuerces por hacer ningún ejercicio que te resulte incómodo. Comenta con tu oftalmólogo todas las inquietudes que puedas tener y utiliza tu propio sentido común y tu intuición para personalizar el programa y adaptarlo a tus necesidades particulares.

Los objetivos son el marco perfecto para la decepción y la frustración. Intentar imponer una planificación a tu mejoría visual resulta contraproducente. Descubre cuál es tu ritmo propio y respétalo. Te aseguro que esta es la forma más rápida de mejorar tu visión.

Recuerda que tus ojos no están aislados del resto del cuerpo. Si te duele la espalda, tienes el cuello tenso o no comes correctamente, tus ojos responderán ante estas situaciones de tensión perdiendo parte de su funcionalidad. Convierte el programa de *Yoga para tus ojos* en una parte de un programa general diseñado para cuidar amorosamente tu cuerpo, tu mente y tu espíritu.

## LOS PRINCIPIOS BÁSICOS DE *YOGA PARA TUS OJOS*

Existen muchas formas de trabajar en los ojos. Algunas técnicas se concentran específicamente en un aspecto concreto de la función visual; otras lo hacen sobre la salud de los ojos y otras más se centran en su bienestar general. Lo ideal sería que tu rutina diaria tuviera en cuenta todos estos elementos; pero, en aras de una mejor comprensión del programa, vamos a agrupar todos los ejercicios en tres categorías básicas:

- Relajación
- Ajuste a las diversas intensidades de luz
- Equilibrio de los ojos

### *Relajación*

El ojo es uno de los órganos que más duro trabajan de todo el organismo, y las personas que los utilizan mucho se fatigan con más rapidez que las demás. Esto explica en parte por qué una mecanógrafa puede quedar tan agotada como un leñador al final de una jornada de trabajo. Utilizamos los ojos todos y cada uno de los minutos en que estamos despiertos, lo que suele ser una media de diecisiete horas al día.

Imagina cómo estarían tus músculos si los utilizaras sin parar durante todos los minutos que pasaras despierto. Si te dedicas, como hacemos muchos de nosotros, a un trabajo que requiere un uso constante y agotador de los ojos, piensa en cómo estaría tu cuerpo si lo obligaras a caminar durante todo el día, todos los días del año, bajo el peso de una gran carga. Pues este es el tipo de presión al que sometemos a nuestros ojos.

Quizá tengas la sensación de que en realidad los ojos están relajándose muchas horas al día, cuando estás durmiendo. Sin embargo, lo cierto es que, durante gran parte de nuestras horas de sueño, los ojos no están descansando lo suficiente. Cuando estamos soñando, el nervio óptico es estimulado y los ojos están en movimiento bajo los párpados cerrados. Ha quedado demostrado fehacientemente que todos los seres humanos pasamos varias horas cada noche en este estado. Además, muchas personas no se relajan cuando duermen y siguen manteniendo las tensiones a las que someten a su cuerpo, en especial al tronco y a la cara.

Hipotéticamente deberías ser capaz de mejorar tu visión tanto cuando la estás usando como cuando estás descansándola. Todo lo que haces con los ojos debería ser bueno para ellos. Una de las cosas más importantes que puedes hacer por ellos es compensar el abuso al que suelen estar sometidos. La forma más efectiva de conseguirlo es mediante la relajación.

Tus ojos constituyen una parte fundamental de tu cuerpo. No es realista pensar que puedes relajarlos si el resto de tu organismo está tenso. Ese es el motivo por el cual *Yoga para tus ojos* comienza con un automasaje y con otras técnicas de relajación.

### Ajustarse a la luz

La luz es el vehículo que transporta toda la información visual hasta tus ojos. Las personas que pasan gran parte del tiempo trabajando al aire libre, bajo la brillante luz del sol, tienden a tener mejor vista que aquellos de nosotros que pasamos casi todo el tiempo bajo techo. Esto se debe a que sus ojos están acostumbrados a la luz fuerte y se sienten cómodos con ella. Son capaces de aceptar y utilizar la luz plenamente. Cuanto más tiempo pasamos bajo una luz artificial suave e inadecuada, menos equipados están nuestros ojos para efectuar los cambios necesarios para ajustarse a la luminosidad. En esos casos, la luz solar normal puede llegar a parecernos un foco dirigido directamente a nuestra cara.

Esto se debe en parte a que, cuando pasamos la mayor parte del tiempo bajo techo, estamos forzando a las pupilas a estar dilatadas de forma crónica, abiertas lo máximo posible para dejar entrar toda la luz disponible. Los músculos que rodean los ojos tienden a tensarse y a guiñar los ojos para impedir que les entre el resplandor que los ciega. En la actualidad son muchas las personas que van siempre con gafas de sol o con los ojos entrecerrados de forma perpetua e inconsciente para proteger los ojos contra el «exceso» de luz.

Hasta cierto punto, guiñar los ojos funciona temporalmente. Sin embargo, sus efectos a largo plazo son muy perjudiciales para la salud. Obliga a que los músculos que rodean los ojos estén constantemente contraídos, lo que cambia la forma del globo ocular. También elimina una gran parte del campo visual periférico, lo que obliga a los ojos a mirar fijamente, y con esfuerzo, un área muy pequeña. En esta situación, las gafas de sol son tan útiles como una silla de ruedas para una persona con debilidad en los músculos de las piernas: proporcionan un alivio temporal, pero en último término lo único que consiguen es debilitar aún más la capacidad de los ojos de hacer frente a la luz.

No estoy sugiriéndote en absoluto que no vuelvas a ponerte gafas de sol nunca más. Puede que las necesites si tienes que conducir hacia el oeste cuando se está poniendo el sol. Sin embargo, si practicas con regularidad los ejercicios de *Yoga para tus ojos*, comprobarás que cada vez las necesitas menos. Tus ojos serán capaces de admitir mucha más luz sin sentirse incómodos por ello. Tus pupilas se harán más flexibles, se dilatarán y se contraerán con más facilidad y rapidez, lo que hará que la transición de la oscuridad a la luz te resulte menos penosa. Dejarás de tener que guiñar los ojos, con lo que se ampliará tu campo visual y ya no te cegará la luz del día.

## *Equilibrar tus ojos*

Las personas que no ven bien suelen hacer dos cosas que provocan un uso desequilibrado de los ojos: permiten que uno de los ojos domine sobre el otro y utilizan solo la visión central, descuidando la periférica. Esta conducta es totalmente inconsciente..., pero puede modificarse con un entrenamiento consciente.

La mayoría de nosotros tiene un ojo más fuerte y otro más débil. Las personas miopes son conscientes de este fenómeno porque sus gafas suelen tener cristales de diferente graduación. Cuando uno de los dos ojos tiende a dominar sobre el otro, el resultado es el mismo que cuando utilizamos solo unos pocos músculos para hacer el trabajo de todo el cuerpo. El ojo más débil resulta infrautilizado, con lo que sigue debilitándose cada vez más, mientras que el más fuerte trabaja incesantemente hasta que también él empieza a perder su fuerza.

El estímulo de la visión periférica está íntimamente conectado con el hecho de equilibrar el ojo más fuerte con el más débil. Cuando miramos hacia delante con los dos ojos, resulta fácil permitir, de forma inconsciente, que uno de ellos haga todo el trabajo. Sin embargo, cuando trabajamos con la visión periférica, creamos un campo visual independiente para cada ojo, con lo cual tenemos muchas más posibilidades de comprobar si uno de ellos no está trabajando. Ejercitar la visión periférica nos permite también romper los malos hábitos que podamos haber establecido cuando utilizamos en exceso nuestra visión central. Otra razón más, y excelente, por cierto, para estimular la visión periférica es que tiende a mejorar la visión nocturna, puesto que en ambas se utilizan las mismas células de la retina.

La optometría actual considera que disponer del setenta por ciento de la visión periférica es normal; en otras palabras, la mayor parte de nosotros estamos perdiendo el treinta por ciento de la visión que deberíamos tener disponible. Los antiguos romanos se divertían en los anfiteatros, en los que atraían su atención objetos situados en muchos puntos distintos, en un campo visual muy amplio. Hoy en día, nuestros entretenimientos exigen, en su mayor parte, que miremos hacia adelante: a la televisión, a la pantalla del cine o a un escenario. El uso excesivo de nuestra visión central provoca hipertensión ocular: el ojo deja entrar más fluido del que es capaz de drenar, con lo que poco a poco va aumentando la presión sobre el nervio óptico. Esta enfermedad se denomina también glaucoma.

# Precauciones: por favor, lee este capítulo antes de empezar a hacer los ejercicios

Si sigues el programa de *Yoga para tus ojos* tal y como se explica en este libro y en el vídeo que lo acompaña, todo irá bien. Estas prácticas no provocan ningún efecto secundario ni añaden tensión a otras partes del cuerpo o de la mente. Sin embargo, es conveniente que tomes una serie de precauciones para proteger los ojos mientras haces los ejercicios. Si no haces caso de las indicaciones que damos a continuación, podrías no obtener todos los beneficios del programa. En algunos casos puedes incluso llegar a provocarte daños reales. Por favor, dedica unos momentos a leer esta sección cada vez que empieces tu rutina de ejercicios, al menos los primeros días. A medida que tus ojos vayan empezando a sentirse cómodos con estas nuevas actividades, tu consciencia te impedirá de forma natural realizar prácticas contraproducentes y peligrosas.

- Por favor, quítate las gafas graduadas, las gafas de sol o las lentillas siempre que vayas a hacer cualquiera de los ejercicios incluidos en este programa.
- Si usas gafas o lentillas, no creas que vas a poder prescindir de ellas en cuestión de días. Con el tiempo, lo más probable es que vayas necesitando cada vez menos graduación o que incluso llegues a no necesitar lentes correctoras. De todas formas, siempre es preferible usar

gafas o lentillas a guiñar los ojos o forzarlos para trabajar o para leer. Si tu carné de conducir especifica que debes llevar gafas, sigue haciéndolo hasta que tengas que renovarlo. También puedes hacer experimentos poniéndote y quitándote las gafas o las lentillas a medida que vayas avanzando en este programa. Lo que debe servirte de guía es hasta qué punto puedes mantener los ojos relajados en las diversas situaciones. Cuanto más aprendas a ver bien con los ojos relajados, menos necesitarás utilizar lentes «correctoras».

- El ejercicio de «asoleo» que aprenderás en *Yoga para tus ojos* te pedirá que te coloques de cara al sol. Cuando lo hagas, deberás tener siempre los ojos cerrados pero sin apretar. Ni siquiera los ojos más sanos están preparados para tolerar una luz tan brillante. El propósito del ejercicio de asoleo es entrenar las pupilas para que se adapten con prontitud a los extremos naturales de luz y oscuridad. No dejes de girar constantemente la cabeza o el tronco 180 grados para prevenir daños en la retina.
- Nunca practiques el asoleo a través de un cristal, ya sea de las gafas o de una ventana. Todos los cristales, sean del tipo que sean, intensifican los rayos del sol, lo que puede provocar daño ocular.
- Si durante el asoleo empiezas a sentir dolor de cabeza, náuseas o mareo, suspende el ejercicio de inmediato y apártate del sol. Es posible que te resulte demasiado brillante o que te estés deshidratando.
- Si padeces glaucoma, limita la duración del ejercicio de «palmeo» a cuatro o cinco minutos, pues de lo contrario podrías aumentar la presión ocular. Lo que sí puedes hacer es palmear brevemente muchas veces a lo largo del día.

- Sé consciente de que las técnicas que estás aprendiendo no son ejercicios mecánicos que puedas hacer mientras tus pensamientos están en otra parte. Es un trabajo en el que están implicados el cuerpo y la mente, y que creará cambios profundos en tus hábitos visuales, es decir, en tu forma de contemplar el mundo en su conjunto. Presta atención a las sensaciones que percibas en los ojos mientras practicas. Es importante que pongas toda tu atención en los ejercicios para ir poco a poco desarrollando la percepción que te permita saber lo que tus ojos necesitan en todo momento.

## Relajar el cuerpo

Es imposible relajar una parte del cuerpo —los ojos, por ejemplo— si otras están tensas. Por tanto, es fundamental empezar cada sesión de *Yoga para tus ojos* con unos ejercicios elementales de relajación.

Mientras realizas todos los ejercicios que se describen en este programa, debes respirar por la nariz lenta y profundamente. Esto te ayuda a relajarte, tanto física como mentalmente, y al mismo tiempo te enriquece la sangre con el oxígeno que necesitan tus ojos para funcionar al máximo.

Para empezar, entrelaza los dedos con las palmas de las manos hacia tu cuerpo. A continuación, gira los brazos dibujando un círculo ancho, estirándolos todo lo que puedas pero sin forzarlos. Haz unos cuantos giros hacia la derecha y otros tantos hacia la izquierda.

Colócate de pie delante de una pared y estira los brazos, con los codos rectos, para apoyar las palmas de las manos contra la pared. Apóyate sobre ella y mueve el tronco hacia atrás y hacia adelante entre diez y quince veces. No debes doblar los codos. Asegúrate de que lo que dirige el movimiento es el tronco, no el abdomen ni los hombros ni el cuello. Durante este ejercicio el tronco irá alternando tres posiciones diferentes: convexa (hacia afuera), neutra y cóncava (metido hacia adentro). Dedica el tiempo necesario a sentir cada una de estas posiciones y mueve la cabeza lentamente de un lado a otro en cada una de ellas.

A continuación, separa las manos de la pared y vuelve a entrelazar los dedos, esta vez con las palmas de las manos hacia afuera. Repite los movimientos circulares que hiciste anteriormente.

## Automasaje

El masaje debe ser parte de las atenciones diarias que prestas a tus ojos. Resulta especialmente útil si lo haces aproximadamente a la mitad de la sesión de ejercicios oculares. Descubrirás que en la segunda mitad de la sesión, después del masaje, obtienes unos resultados mucho mejores. El masaje produce una sensación de tranquilidad a la hora de ver y aumenta la circulación sanguínea de los ojos. Las instrucciones que aparecen a continuación son para hacer un automasaje, pero si puedes suplementarlo con una terapia realizada por un masajista profesional, mucho mejor. En ese caso, muéstrale estas instrucciones al masajista.

Cuando te estés preparando para hacer una sesión de ejercicios de la vista, haz tantos de los ejercicios siguientes como puedas. Trabajar en la vista exige un nivel muy elevado de consciencia y te resultará enormemente útil empezar tu tarea en un estado de sintonía con tu cuerpo.

## Indicaciones

- Quítate las gafas o las lentillas.
- Durante todo el masaje, inspira y exhala lenta y profundamente por la nariz.
- Utiliza las dos manos.
- Para empezar, frótate las manos para calentar los dedos.
- Asegúrate de que tienes las muñecas relajadas.
- Durante el masaje, los toques deben ser ligeros, pero debes visualizar que tus dedos penetran profundamente en la piel.

## Masaje facial

Lo ideal sería que te masajearas el rostro durante al menos treinta minutos. El hecho de masajear toda la cara influye sobre la circulación que rodea los ojos.

Frótate las manos hasta que estén calientes y luego masajéate la cara con las yemas de los dedos. Al principio debes hacerlo con suavidad y luego, cuando tus músculos empiecen también a calentarse, puedes emplear más firmeza. Al principio, la presión debe ser justo la suficiente para sentir si un punto está tenso o dolorido, pero no tanto como para aumentar el dolor. Dedica al menos un par de minutos a cada una de las distintas áreas y observa qué sensación te produce el masaje y qué efectos tiene en tu rostro. Es posible que experimentes una profunda tensión o dolor, una tirantez superficial, una agradable sensación de relajación o cierto entumecimiento (que también es una sensación).

Empieza por la mandíbula. Masajea toda la zona, desde la punta de la barbilla hacia afuera, siguiendo la línea del maxilar, y luego por delante y por detrás de las orejas. Mientras lo haces, puedes abrir y cerrar la boca para ayudar a estirar y relajar los fuertes músculos maxilares. Es posible que te den ganas de bostezar. Si así fuese, adelante, bosteza. Es un movimiento muy relajante para la cara. Masajea todo el rostro utilizando una mano en cada lado y realizando movimientos amplios desde la línea central hacia afuera.

A continuación, ve subiendo y trabaja desde el puente de la nariz hacia afuera, siguiendo la línea de los pómulos, hasta las orejas. Siente cómo los músculos de esa zona se sueltan bajo tus dedos. Busca posibles puntos de dolor recorriendo con los dedos los surcos que notes bajo la piel. Masajea los puntos doloridos haciendo movimientos circulares con las yemas de los dedos y aplicando una presión ligeramente mayor.

Desde el puente de la nariz, trabaja hacia afuera siguiendo la línea de las cejas, masajeando por encima, por debajo y directamente sobre ellas. Al masajear, estira con mucha suavidad la piel y el músculo situado debajo de ella. Repite de vez en cuando estos movimientos intercalándolos con el resto del masaje facial y ve aumentando gradualmente el estiramiento. Realiza al menos veinte toques por encima de las cejas y otros veinte sobre ellas. Evita cualquier presión por debajo del hueso ciliar, en la cuenca del ojo.

Una vez más, busca cualquier surco que pudiera haber en las cejas mientras masajeas. La tensión muscular se percibe como unos puntos duros, fibrosos o en forma de cordón bajo los dedos. Masajea estos puntos dibujando círculos pequeños con las yemas de los dedos. Cuando se tiene costumbre de forzar los ojos como consecuencia de una miopía, glaucoma o problemas en la retina, es frecuente encontrar puntos de dolor en la zona de las cejas. Pueden producirse

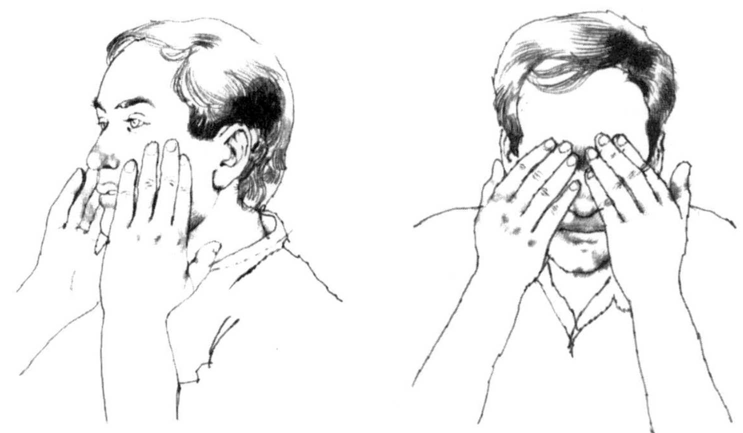

por encima del puente de la nariz cuando uno de los ojos domina sobre el otro.

Dedica un poco de tiempo extra al entrecejo. Esta zona acumula mucha tensión producto simplemente del hecho de mirar. Luego masajea la frente con movimientos largos y firmes, y la zona de las sienes con movimientos pequeños y muy suaves (asegúrate de que no presionas con fuerza en este punto). Acaricia con suavidad desde las sienes hacia el cuero cabelludo imaginando que con ello estás retirando la tensión de los ojos.

Por último, masajea todo el cuero cabelludo haciendo grandes movimientos circulares con toda la mano y luego con las yemas de los dedos. Pellizca un pliegue de piel del cuero cabelludo, empezando en el punto en que lo tengas más suelto, e intenta irlo rodando. En este masaje puedes ser muy vigoroso. Intenta sentir que estás separando el cuero cabelludo del cráneo. Coge el pelo y tira de él con suavidad. Levántalo y luego déjalo caer entre los dedos.

## Relajar el cuello, la cabeza y los hombros

Para hacer los siguientes ejercicios es preferible estar tumbado, pues el cuerpo se relaja mucho más cuando no tiene que hacer frente a la fuerza de gravedad. De todas formas, también puedes hacerlos sentado o de pie.

Cierra los ojos y deja que la cara se afloje; presta especial atención a la zona que rodea la mandíbula, que tiende a tensarse de forma automática cuando nos concentramos profundamente. Gira la cabeza hacia un lado y acaricia suavemente el lado del cuello con las yemas de los dedos. El músculo esternocleidomastoideo es el que conforma el lateral del cuello y va desde debajo de la oreja hasta el esternón y la clavícula. Es el que soporta gran parte del peso de la cabeza, por lo que relajar su tensión es fundamental para conseguir una buena salud en los ojos. El esternocleidomastoideo puede tensarse más que cualquier otro músculo del cuerpo (algunas personas lo confunden con un hueso cuando lo tocan), por lo que debes prestarle mucha atención.

Masajéalo en toda su longitud intentando seguir el recorrido de la tensión. Palpa, da golpecitos y acarícialo, suavemente al principio y luego con más firmeza a medida que vaya distendiéndose. Es probable que encuentres varios puntos muy doloridos o tensos. No aprietes los dedos sobre ellos, pues lo más probable es que estén tan doloridos que lo único que puedan resistir sea un masaje profundo. Es preferible trabajar suavemente sobre ellos y con más firmeza a su alrededor. A continuación, gira la cabeza a un lado y al otro, y observa si percibes alguna diferencia entre ellos. Si así fuese, toma nota y masajea el otro lado.

Imagina que alguien te está sosteniendo la cabeza y te la

está moviendo, de forma que gire muy lentamente y con mucha suavidad de un lado al otro. Déjala girar hacia los lados lo suficiente como para notar el estiramiento en los músculos del lateral del cuello, la mandíbula y los hombros. Después de hacer estos movimientos, cuando notes que el cuello empieza a relajarse, abre la boca poco a poco. Permite que la mandíbula baje lo más posible, pero sin forzar, y luego déjala que vuelva a cerrarse mientras sigues girando la cabeza de un lado al otro. Presta atención a los músculos que se mueven con este ejercicio; ¿en qué punto, además de la mandíbula, sientes el estiramiento?

Mientras sigues girando la cabeza y abriendo y cerrando la boca, añade un parpadeo constante y rítmico. Esto constituye un ejercicio de coordinación fantástico, porque estarás moviendo al mismo tiempo la cabeza, la mandíbula y los párpados, pero a una velocidad ligeramente distinta. Si te resulta difícil, no te concentres en la dificultad, sino en las distintas sensaciones que experimentas en cada zona al moverla. Continúa durante varios minutos y observa si percibes alguna sensación de alivio de la tensión facial y ocular. Si no fuera así, observa si al menos puedes percibir la propia tensión en sí. Muchas personas llevan consigo esta tensión todo el tiempo y nunca llegan a sentirla. Sin embargo, con el tiempo les puede provocar un deterioro en la vista.

Cuando hayas relajado parte de la tensión de los músculos del cuello, estarás preparado para hacer unas rotaciones de cabeza. Es importante relajar primero el cuello, pues mover la cabeza de esta forma teniendo el cuello tenso puede provocar mareos o náuseas. Gira la cabeza muy despacio, dibujando círculos relativamente pequeños. Si estás tumbado, no tienes que levantar la cabeza para hacer una rotación completa. Imagina que estás dibujando un círculo con la barbilla o con la nariz. De esta forma conseguirás hacer el movimiento correcto.

Es posible que sientas la tentación de empezar con unos círculos inmensos y muy amplios, intentando eliminar la tensión que percibes en el cuello y en los hombros. El problema de hacerlos así es que tu cuerpo, cuando siente esa tensión, interpreta el movimiento como una forma de estrés y se resiste a él; por eso es preferible empezar con círculos pequeños.

Toca la vértebra más alta que alcances, en el punto donde se unen el cráneo y el cuello, e imagina que es el centro del círculo que está dibujando tu cabeza. Este movimiento suave no solo relaja los músculos del cuello sino que también relaja la tensión de las uniones de las vértebras, con lo que el movimiento del cuello se vuelve más fácil y fluido. Realiza al menos cien de estos círculos lentos y pequeños, y no te olvides de cambiar de dirección, de la derecha a la izquierda y viceversa, cada diez o quince giros.

Termina la sesión de relajación con unas rotaciones de hombros. Son fantásticas para liberar la tensión de los hombros y de la parte superior del tronco, puesto que trabajan directamente sobre los músculos de los hombros. Si alguna vez te han masajeado estos músculos sabrás lo tensos que pueden llegar a ponerse. Gira los hombros de delante atrás y luego de atrás adelante.

Después de dedicar al masaje unos diez minutos, más o menos, tendrás el rostro enrojecido y hormigueante como consecuencia del aumento del flujo sanguíneo. Ahora puedes empezar a trabajar con los ojos.

Pero porque sé que una de las partes de la prudencia es que lo que se puede hacer por bien no se haga por mal, quiero rogar a estos señores guardianes y comisario sean servidos de desataros y dejaros ir en paz, que no faltarán otros que sirvan al rey en mejores ocasiones; porque me parece duro caso hacer esclavos a los que Dios y naturaleza hizo libres. Cuanto más, señores guardas –añadió don Quijote–, que estos pobres no han cometido nada contra vosotros. Allá se lo haya cada uno con su pecado; Dios hay en el cielo, que no se descuida de castigar al malo ni de premiar al bueno, y no es bien que los hombres honrados sean verdugos de los otros hombres, no yéndoles nada en ello. Pido esto con esta mansedumbre y sosiego, porque tenga, si lo cumplís, algo que agradeceros; y, cuando de grado no lo hagáis, esta lanza y esta espada, con el valor de mi brazo, harán que lo hagáis por fuerza.

–¡Donosa majadería! –respondió el comisario– ¡Bueno está el donaire con que ha salido a cabo de rato! ¡Los forzados del rey quiere que le dejemos, como si tuviéramos autoridad para soltarlos o él la tuviera para mandárnoslo! Váyase vuestra merced, señor, norabuena, su camino adelante, y enderécese ese bacín que trae en la cabeza, y no ande buscando tres pies al gato.

–¡Vos sois el gato, y el rato, y el bellaco! –respondió don Quijote.

Y, diciendo y haciendo, arremetió con él tan presto que, sin que tuviese lugar de ponerse en defensa, dio con él en el suelo, malherido de una lanzada; y avínole bien, que éste era el de la escopeta.

Miguel de Cervantes

Pero porque sé que una de las partes de la prudencia es que lo que se puede hacer por bien no se haga por mal, quiero rogar a estos señores guardianes y comisario sean servidos de desataros y dejaros ir en paz, que no faltarán otros que sirvan al rey en mejores ocasiones; porque me parece duro caso hacer esclavos a los que Dios y naturaleza hizo libres. Cuanto más, señores guardas –añadió don Quijote–, que estos pobres no han cometido nada contra vosotros. Allá se lo haya cada uno con su pecado; Dios hay en el cielo, que no se descuida de castigar al malo ni de premiar al bueno, y no es bien que los hombres honrados sean verdugos de los otros hombres, no yéndoles nada en ello. Pido esto con esta mansedumbre y sosiego, porque tenga, si lo cumplís, algo que agradeceros; y, cuando de grado no lo hagáis, esta lanza y esta espada, con el valor de mi brazo, harán que lo hagáis por fuerza.

–¡Donosa majadería! –respondió el comisario– ¡Bueno está el donaire con que ha salido a cabo de rato! ¡Los forzados del rey quiere que le dejemos, como si tuviéramos autoridad para soltarlos o él la tuviera para mandárnoslo! Váyase vuestra merced, señor, norabuena, su camino adelante, y enderécese ese bacín que trae en la cabeza, y no ande buscando tres pies al gato.

–¡Vos sois el gato, y el rato, y el bellaco! –respondió don Quijote.

Y, diciendo y haciendo, arremetió con él tan presto que, sin que tuviese lugar de ponerse en defensa, dio con él en el suelo, malherido de una lanzada; y avínole bien, que éste era el de la escopeta.

Miguel de Cervantes

Pero porque sé que una de las partes de la prudencia es que lo que se puede hacer por bien no se haga por mal, quiero rogar a estos señores guardianes y comisario sean servidos de desataros y dejaros ir en paz, que no faltarán otros que sirvan al rey en mejores ocasiones; porque me parece duro caso hacer esclavos a los que Dios y naturaleza hizo libres. Cuanto más, señores guardas –añadió don Quijote–, que estos pobres no han cometido nada contra vosotros. Allá se lo haya cada uno con su pecado; Dios hay en el cielo, que no se descuida de castigar al malo ni de premiar al bueno, y no es bien que los hombres honrados sean verdugos de los otros hombres, no yéndoles nada en ello. Pido esto con esta mansedumbre y sosiego, porque tenga, si lo cumplís, algo que agradeceros; y, cuando de grado no lo hagáis, esta lanza y esta espada, con el valor de mi brazo, harán que lo hagáis por fuerza.

–¡Donosa majadería! –respondió el comisario– ¡Bueno está el donaire con que ha salido a cabo de rato! ¡Los forzados del rey quiere que le dejemos, como si tuviéramos autoridad para soltarlos o él la tuviera para mandárnoslo! Váyase vuestra merced, señor, norabuena, su camino adelante, y enderécese ese bacín que trae en la cabeza, y no ande buscando tres pies al gato.

–¡Vos sois el gato, y el rato, y el bellaco! –respondió don Quijote.

Y, diciendo y haciendo, arremetió con él tan presto que, sin que tuviese lugar de ponerse en defensa, dio con él en el suelo, malherido de una lanzada; y avínole bien, que éste era el de la escopeta.

Miguel de Cervantes

E

C B

D L F

P T E O

F Z B D E

O F L C T B

T P E O L F D Z

L P C T Z B D F E O

Z O C E F L D P B T

Pero porque sé que una de las partes de la prudencia es que lo que se puede hacer por bien no se haga por mal, quiero rogar a estos señores guardianes y comisario sean servidos de desataros y dejaros ir en paz, que no faltarán otros que sirvan al rey en mejores ocasiones; porque me parece duro caso hacer esclavos a los que Dios y naturaleza hizo libres. Cuanto más, señores guardas –añadió don Quijote–, que estos pobres no han cometido nada contra vosotros. Allá se lo haya cada uno con su pecado; Dios hay en el cielo, que no se descuida de castigar al malo ni de premiar al bueno, y no es bien que los hombres honrados sean verdugos de los otros hombres, no yéndoles nada en ello. Pido esto con esta mansedumbre y sosiego, porque tenga, si lo cumplís, algo que agradeceros; y, cuando de grado no lo hagáis, esta lanza y esta espada, con el valor de mi brazo, harán que lo hagáis por fuerza.

–¡Donosa majadería! –respondió el comisario– ¡Bueno está el donaire con que ha salido a cabo de rato! ¡Los forzados del rey quiere que le dejemos, como si tuviéramos autoridad para soltarlos o él la tuviera para mandárnoslo! Váyase vuestra merced, señor, norabuena, su camino adelante, y enderécese ese bacín que trae en la cabeza, y no ande buscando tres pies al gato.

–¡Vos sois el gato, y el rato, y el bellaco! –respondió don Quijote.

Y, diciendo y haciendo, arremetió con él tan presto que, sin que tuviese lugar de ponerse en defensa, dio con él en el suelo, malherido de una lanzada; y avínole bien, que éste era el de la escopeta.

Miguel de Cervantes

Pero porque sé que una de las partes de la prudencia es que lo que se puede hacer por bien no se haga por mal, quiero rogar a estos señores guardianes y comisario sean servidos de desataros y dejaros ir en paz, que no faltarán otros que sirvan al rey en mejores ocasiones; porque me parece duro caso hacer esclavos a los que Dios y naturaleza hizo libres. Cuanto más, señores guardas –añadió don Quijote–, que estos pobres no han cometido nada contra vosotros. Allá se lo haya cada uno con su pecado; Dios hay en el cielo, que no se descuida de castigar al malo ni de premiar al bueno, y no es bien que los hombres honrados sean verdugos de los otros hombres, no yéndoles nada en ello. Pido esto con esta mansedumbre y sosiego, porque tenga, si lo cumplís, algo que agradeceros; y, cuando de grado no lo hagáis, esta lanza y esta espada, con el valor de mi brazo, harán que lo hagáis por fuerza.

–¡Donosa majadería! –respondió el comisario– ¡Bueno está el donaire con que ha salido a cabo de rato! ¡Los forzados del rey quiere que le dejemos, como si tuviéramos autoridad para soltarlos o él la tuviera para mandárnoslo! Váyase vuestra merced, señor, norabuena, su camino adelante, y enderécese ese bacín que trae en la cabeza, y no ande buscando tres pies al gato.

–¡Vos sois el gato, y el rato, y el bellaco! –respondió don Quijote.

Y, diciendo y haciendo, arremetió con él tan presto que, sin que tuviese lugar de ponerse en defensa, dio con él en el suelo, malherido de una lanzada; y avínole bien, que éste era el de la escopeta.

Miguel de Cervantes

# Ejercicios de ojos

## Equilibrar los músculos que rodean los ojos

Esta primera técnica está diseñada para aumentar la flexibilidad y la fuerza de los músculos que rodean los ojos y para enseñarlos a moverse con la misma facilidad en todas direcciones.

Para empezar, gira los dos ojos al mismo tiempo haciendo círculos pequeños. Si este movimiento te resulta difícil, puedes levantar un dedo y moverlo en círculo delante de los ojos, de forma que puedas seguir el movimiento con la vista. De todas formas, siempre es preferible girar los ojos sin recurrir a este tipo de ayudas. A continuación, mueve también los ojos de un lado a otro y de arriba abajo. Si encuentras que alguna de estas posiciones te resulta especialmente difícil de mantener, trabájala con suavidad moviendo los ojos de un lado al otro (o de arriba abajo) desde ella.

Coloca las yemas de los dedos sobre la frente, encima de los ojos. ¿Notas que se mueven los músculos? El movimiento de los ojos no exige en absoluto ningún movimiento de los músculos de la frente. Intenta relajarlos y sigue practicando este ejercicio hasta que puedas hacerlo sin que estos músculos tengan que trabajar. Quizá lo único que necesites sea dibujar unos círculos más pequeños. De hecho, intenta hacerlos lo más pequeños posible.

A continuación, cierra los ojos y visualiza que se están moviendo en círculos, libremente, sin que tú tengas que hacer esfuerzo alguno. Puede que te resulte útil imaginarte una rueda que gira o un disco dando vueltas en un tocadiscos. Abre los ojos y vuelve a girarlos, esta vez imaginando que lo único que se mueve son las pupilas.

Vuelve a cerrar los ojos y hazlos girar por debajo de los párpados cerrados. Este ejercicio puede resultarte más complicado, pues el movimiento está mucho más limitado. Mientras lo haces, toca con suavidad los párpados para sentir el movimiento que se está produciendo debajo de ellos. Observa si, al mover los ojos, estás tensando el resto de la cara; si así fuese, intenta evitarlo. Después de hacer el ejercicio con los ojos cerrados, comprobarás que te resulta mucho más fácil que antes hacerlo con los ojos abiertos.

## Palmeo

El palmeo es un ejercicio sumamente importante con el que obtienes una relajación capaz de amplificar los efectos de todos los demás ejercicios. Con él conseguirás:

- Descansar el nervio óptico.
- Relajar el sistema nervioso.
- Aumentar el aporte sanguíneo a los ojos.

El descanso pasivo que experimentan los ojos mientras dormimos no es suficiente para conseguir que se relajen totalmente. Los ojos necesitan la relajación consciente y activa que se consigue con el palmeo. Y todo el palmeo que hagamos es poco. Cuantas más veces lo hagamos y cuanto más

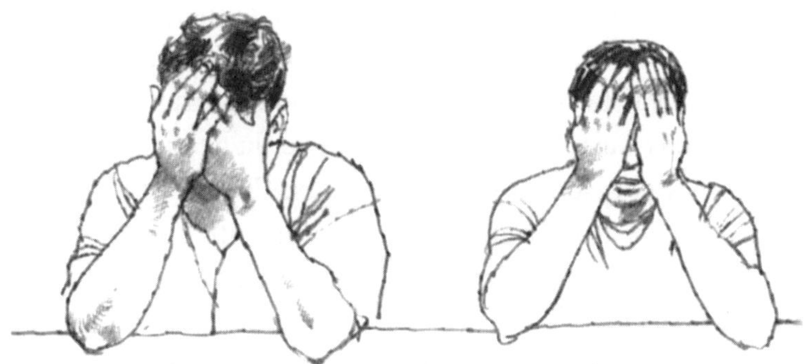

tiempo le dediquemos, mejor, a menos que padezcamos glaucoma o tengamos tensión ocular elevada (véase el capítulo de «Precauciones», página 37). Si no tienes ningún problema, palmea varias veces al día entre quince y treinta minutos por lo menos.

Quítate el reloj y todas las joyas de las manos y las muñecas. Deja la habitación a oscuras y siéntate ante una mesa en la que hayas colocado un almohadón. Si lo prefieres, puedes sentarte en el suelo con la espalda apoyada contra la pared y los codos descansando sobre las rodillas. También puedes tumbarte sobre un costado con la cabeza y la mano de ese lado apoyadas en la almohada. Coloca otra almohada debajo del otro codo para sostenerlo. Lo importante es que puedas llevar las manos hasta los ojos sin que tenga que esforzarse ninguna parte de tu cuerpo y sin ejercer ninguna presión sobre los ojos ni sobre la cara.

Caliéntate las manos frotándolas una contra la otra o sobre el pecho, el abdomen o los muslos. Deja caer los hombros y menéalos unos momentos para relajarlos. Cierra los ojos. Apoya suavemente la parte inferior de la palma de las manos sobre los pómulos y cubre los ojos con las palmas. Las manos no deben tocar los ojos en ningún momento.

A continuación empieza a imaginar una negrura que se

va haciendo cada vez más profunda. En realidad, solo podrás visualizar la negrura si el nervio óptico está relajado. A medida que vayas perfeccionando el palmeo te irás acercando cada vez más a este objetivo. Intenta ver la negrura y acepta sin reservas el resultado que obtengas. Por favor, no te esfuerces demasiado. Resulta contraproducente que el palmeo se convierta en un ejercicio en el que exista tensión o esfuerzo.

Visualiza que todo se va volviendo negro poco a poco. Si lo deseas, puedes empezar por ti mismo. (Si, por cualquier razón, el color negro te incomoda, puedes sustituirlo en el siguiente ejercicio por «oscuro», «oscuridad» o «azul noche».) Relájate en la meditación, disfruta dando rienda suelta a tu imaginación y observa qué sientes al hacerlo. Puedes imaginar que tienes los ojos negros, que tu cabeza es negra; lo mismo le sucede a tu cuello, y a tu pecho, a tu abdomen, a tus muslos, a tus rodillas, a tus pantorrillas, a tus pies. Todos los objetos de la habitación en la que te encuentras se están volviendo negros. La habitación es negra. La negrura se expande más allá de la habitación, invade el edificio, sale de él y se extiende más y más hacia afuera. El mundo se está volviendo negro. Tienes plena libertad para crear tus propias imágenes de negrura. Diviértete con ello.

Al mismo tiempo, siente tu respiración. Respira profundamente, despacio y de manera constante por la nariz. Cuanto más despacio respires, mejor. Mientras dejas que todo se vaya volviendo negro, siente cómo tu abdomen y tu espalda se expanden cuando inspiras y se contraen cuando exhalas. La exhalación debe ser más lenta que la inspiración. Visualiza que tus ojos están relajados. Siente cómo el pecho, la parte central de la espalda y las costillas se expanden y se contraen cuando respiras. Siente cómo tu cuello se expande y se contrae cuando respiras. (Entre las sensaciones y las visualizaciones existe una zona difusa; limítate a relajarte y no te preocupes de si tu cuello se está expandiendo y contrayendo «realmente».)

Visualiza o siente cómo tu cabeza se expande y se contrae lentamente. Los huesos del cráneo realizan un movimiento lento y rítmico al compás de la respiración. Continúa respirando profundamente, con suavidad, disfrutando de la experiencia. Visualiza cómo tu pelvis se expande y se contrae con la respiración; y luego, los muslos; y las rodillas. Muy pronto, lo que imaginas y lo que sientes se vuelven una sola cosa. Visualiza cómo los dedos de las manos y los de los pies se expanden y se contraen con la respiración. Observa lo relajadas que se han quedado las zonas en las que has respirado.

A continuación, mientras sigues sintiendo cómo tu respiración atraviesa todo tu cuerpo, empieza poco a poco a eliminar la negrura del mundo exterior, de la habitación, de tu cuerpo, comenzando por los pies. Tu cuerpo sigue expandiéndose y contrayéndose con la respiración. Retira las manos de los ojos y empieza a parpadear con suavidad. Si te lloran los ojos, es buena señal. El esfuerzo al que los sometemos hace que se sequen.

Mientras palmeas, quizá experimentes parte del esfuerzo doloroso y crónico al que has estado sometiendo a tus ojos y que has estado ignorando. Si así fuese, préstale toda tu atención hasta que se desvanezca.

Los resultados del palmeo varían muchísimo de una persona a otra. Tanto si has eliminado mucha tensión como si solo has conseguido eliminar un poco, lo que has hecho será un comienzo muy prometedor para una vida con los ojos más sanos.

### *Efectos emocionales del palmeo*

Es posible que experimentes una fuerte resistencia emocional al palmeo, en especial si palmeas y meditas al mismo tiempo. Esto forma parte de una resistencia general a la relajación que la ansiedad provoca en muchas personas. Es como si creyésemos que, si nos permitimos bajar la guardia durante unos momentos, nos va a sobrevenir un desastre inesperado..., por lo que nos mantenemos siempre alerta. Puede que nos asuste la oscuridad o que la idea de estar con nosotros mismos nos cause intranquilidad. Este sentimiento puede estar tan arraigado que no siempre seremos capaces de superarlo solo con pensamientos o afirmaciones tranquilizadoras.

Si observas que te abruman las emociones negativas, lo mejor que puedes hacer es un ejercicio respiratorio de meditación. Para ello debes realizar diez respiraciones profundas, por la nariz (como siempre) y llevando el aire hasta las profundidades del abdomen. Mientras lo haces, date permiso para ser exactamente como eres. Durante esas diez respiraciones, repítete a ti mismo que no pasa nada por estar angustiado, enfadado o impaciente; que no pasa nada por ver borroso. Repítete a ti mismo que no está mal aquello que creas que tienes mal. Sencillamente, es así. Y luego sigue palmeando. Otra solución muy efectiva consiste en que alguien que te aprecie te dé un masaje mientras estás palmeando, sobre todo cuando empieces a practicar la meditación guiada de palmeo de tres días de duración (véase «Apéndice A», página 85).

### *¿Con qué frecuencia debo palmear?*

Realizar sesiones de palmeo de cinco minutos constituye

una forma estupenda de descansar los ojos mientras hacemos una pausa en el trabajo o cuando estamos leyendo. Otra posibilidad es palmear un mínimo de veinte minutos seguidos y, si es posible, de entre tres cuartos de hora y una hora al día, ya sea de una vez o divididos en varias veces. Normalmente hacen falta unos quince minutos para que los ojos descansen totalmente, y debemos concedernos al menos unos pocos minutos —cuantos más, mejor— para permanecer en ese estado de relajación y disfrutarlo. Si consideras que tu problema de visión es más grave, dedica más tiempo a palmear.

No programes una sesión de palmeo larga justo antes de lanzarte a hacer un millón de tareas, porque lo más probable es que no consigas relajarte del todo; tampoco es aconsejable palmear cuando estás muy cansado, a menos que tu objetivo sea el de quedarte dormido inmediatamente. Intenta encontrar un «momento intermedio» en el que no estés agotado ni deseando pasar a la siguiente tarea. Dedica un tiempo especial a palmear y felicítate si superas el tiempo que habías establecido para ello. Esos minutos extra son una medida de hasta qué punto has sido capaz de relajarte.

## Parpadeo

El parpadeo es un ejercicio sencillo, pero muy poderoso, que aporta muchos beneficios:

- Baña y masajea los ojos.
- Los descansa después del trabajo que supone enfocar objetos cercanos durante un tiempo.
- Alivia la tensión de los músculos que rodean los ojos.
- Elimina el hábito pernicioso de mirar fijamente.

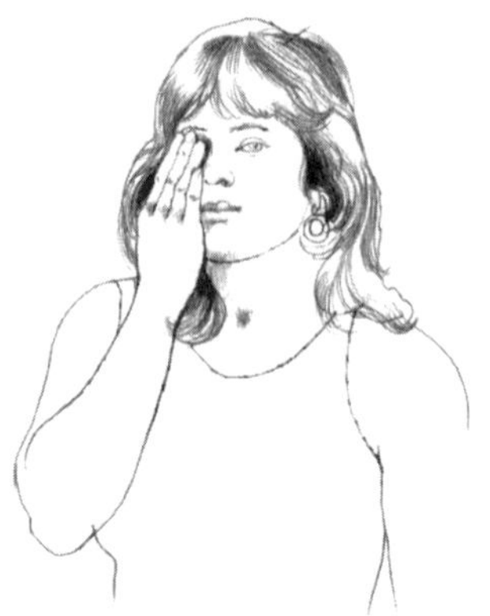

La mayor parte de la gente que no ve bien ha perdido la capacidad de parpadear con facilidad y frecuencia. Cuando veas a una persona que usa gafas de cristales gruesos, obsérvala y comprobarás que tiende a mirar fijamente, sin parpadear. Es probable que también frunza el ceño y guiñe los ojos debido al esfuerzo que tiene que hacer para ver. El doctor Bates afirmaba que podemos guiñar los ojos o ver bien, pero que es imposible hacer las dos cosas al mismo tiempo. Este ejercicio de parpadeo te ayudará a dejar de guiñar y tu mirada quedará libre para moverse con fluidez de un objeto a otro sin quedarse fija en ninguno.

Respira hondo. Empieza poco a poco a abrir y cerrar los ojos con suavidad. Ponte la mano sobre la frente para comprobar que no tienes el ceño fruncido. Si la frente no se mueve, eso significa que el parpadeo es relajado. Colócate delante de un espejo para asegurarte de que abres y cierras los ojos por completo con cada parpadeo. También puedes hacer estos trabajos con un compañero para que te lo confirme.

Cierra el ojo derecho y cúbrelo con la mano derecha. Los dedos deben estar tocando suavemente el párpado cerrado.

Empieza a parpadear lentamente con el ojo izquierdo. Imagina que son las pestañas las que mueven el párpado arriba y abajo y que este no es más que un pasajero ocioso. También puedes imaginar que alguien te sube el párpado con el dedo, colocado debajo de las pestañas, y que luego lo suelta para que la gravedad lo haga bajar. Roza las pestañas del ojo izquierdo con los dedos de la mano del mismo lado para reforzar la sensación de que son ellas, y no la frente, las que están haciendo el trabajo.

Masajéate la frente por encima del ojo izquierdo con los dedos de la mano izquierda. Apoya sobre ella las yemas de los dedos juntas y luego sepáralas para alisar los músculos.

Intenta parpadear con tanta suavidad que los dedos de la mano derecha no perciban ningún movimiento bajo el párpado que están cubriendo. Es posible que necesites cierto tiempo de práctica para conseguirlo. Sin embargo, cuanto más practiques teniendo esta intención en la mente, más se relajarán los dos ojos.

A continuación, repite el ejercicio cubriendo el ojo izquierdo y parpadeando con el derecho.

Como sucede con todos los demás ejercicios contenidos en *Yoga para tus ojos*, el parpadeo debe hacerse con consciencia y sin tensión. Además de realizar varias veces al día el ejercicio estructurado, también debes acordarte de parpadear con frecuencia durante todo el tiempo que estés despierto. Intenta hacerlo sin esfuerzo, frecuentemente pero no demasiado rápido, de manera que el parpadeo sea completo pero no forzado.

Cuando tengas la sensación de que la luz que llega a tus ojos es demasiado brillante e intensa para ellos, intenta parpadear en lugar de guiñar los ojos, porque el guiño lo único que hace es tensar los músculos que los rodean y enfocar la luz hacia ellos de una forma muy dolorosa y perjudicial. Acuérdate sobre todo de parpadear con frecuencia siempre que estés haciendo trabajar mucho a tu vista (cuando estés conduciendo o trabajando con un ordenador, por ejemplo).

## Comprueba tu vista

El hecho de que consigas avanzar o no con los ejercicios de *Yoga para tus ojos* depende por completo de tus propios esfuerzos y observaciones. No existe ningún «experto» exterior con capacidad para medir tus progresos y dictaminar si estás mejorando o no y hasta qué punto lo estás haciendo. De ti depende si quieres marcar el punto de inicio —algo así como un padre que marca la altura de su hijo en el marco de la puerta— y comprobar de vez en cuando tu mejoría en relación con esa primera marca.

La forma tradicional de comprobar la vista es con un optotipo como el Optotipo Snellen que incluimos en *Yoga para tus ojos*. Para aquellos de nosotros que hemos pasado muchísimo tiempo de nuestra vida en la consulta de los oftalmólogos, la mera visión de un optotipo normal puede suponer un motivo suficiente de estrés como para que nuestros ojos se queden paralizados por el pánico. Si esto que estoy diciendo te resulta familiar, crea tu propio panel. Utiliza dibujos, fotografías recortadas de una revista, flores secas o símbolos que tengan un significado especial para ti. El único requisito que debe cumplir es que, como en un optotipo tradicional, los elementos que ocupen la primera línea han de tener el mismo tamaño; a continuación, haz una segunda fila de elementos más pequeños y también del mismo tamaño entre sí, y luego una tercera, una cuarta, una quinta y una sexta que vayan siendo progresivamente más pequeñas.

Cuelga el panel y colócate a una distancia que te permita leer tres líneas con facilidad y que haga que las otras tres te resulten complicadas de leer. El panel debe estar vertical (por ejemplo, en una pared) y no oblicuo, apoyado en una silla o en un atril; cuélgalo a una altura que te resulte cómoda, dependiendo de si estás de pie o sentado. Empieza a «leer» la línea superior. Toma nota de cuál es la última línea que puedes ver con claridad.

Esta es la marca con la que deberás medir tus progresos a medida que vayas practicando los ejercicios de *Yoga para tus ojos*. Después de cada ejercicio —o, al menos, cuando termines cada sesión—, regresa al panel, colócate a la misma distancia que antes y comprueba si se ha producido algún cambio en tu visión.

## Estimular la visión periférica

La mayoría de nosotros utilizamos en exceso la visión central, lo que provoca un debilitamiento de la mácula, la zona cercana al centro de la retina donde radica la visión detallada. Un uso intensivo de la visión central puede dar lugar a una profunda tensión en los músculos faciales, en especial en los de la frente y la mandíbula. Para aliviar esta tensión podemos recurrir a trabajar con la periferia de la visión.

Los siguientes ejercicios implican bloquear el campo central de visión para estimular la visión periférica de los dos ojos, ya sea de forma simultánea o consecutiva. Para hacerlos

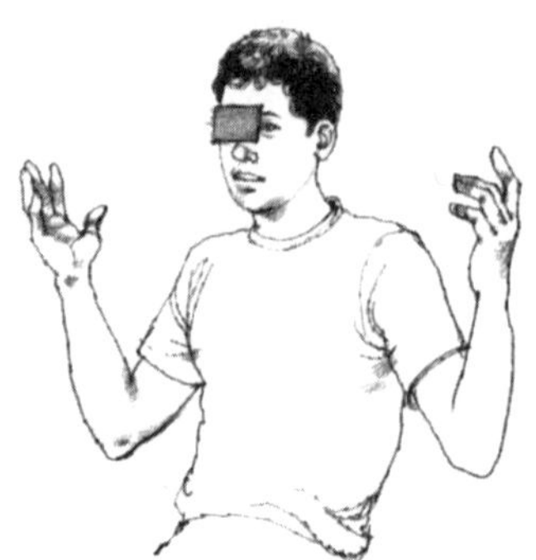

necesitarás unos pequeños rectángulos que puedes fabricarte recortando tres pedacitos pequeños de cartulina negra u opaca de cinco centímetros de altura cada uno. Uno de ellos debe tener cuatro centímetros de ancho; otro, siete y medio, y el mayor, doce y medio. Con una cinta adhesiva de doble cara o con una normal doblada, pega el rectángulo a la parte superior del puente de la nariz.

Pégate el rectángulo más pequeño entre los ojos. Siéntate y gira la cabeza lentamente de un lado a otro. Mira hacia adelante, al trozo de cartulina, mientras agitas las manos o mueves los dedos a ambos lados de la cabeza, cerca de las orejas. Este movimiento estimula las células periféricas.

A continuación, cierra los ojos y visualiza que tus manos se agitan y que la habitación se balancea lentamente de un lado a otro como parecía suceder hace unos momentos. Intenta imaginar que es realmente la habitación, y no tu cabeza, lo que se está moviendo.

Abre los ojos y repite la primera parte del ejercicio. Cambia el movimiento de las manos, moviéndolas en círculos, arriba y abajo y hacia los lados. Sigue imaginando que tu visión periférica se expande cada vez más. Para asegurarte de que estás usando los dos ojos por igual, acuérdate siempre de prestar mucha atención a lo que cada ojo está viendo.

Cierra de vez en cuando los ojos y visualiza que los dos ven perfectamente y con claridad la zona periférica.

Retira el rectángulo de la nariz, cubre el ojo derecho con la mano derecha y, al mirar hacia adelante, estimula la visión periférica del ojo izquierdo, agitando los dedos alrededor de todo el campo visual. (La periferia del ojo izquierdo no es solo el lado izquierdo, sino también encima y debajo de la cara y hacia la derecha.) Repite el ejercicio con el otro ojo.

Vuelve a pegarte el rectángulo más pequeño entre los ojos. En esta ocasión, mueve la cabeza lentamente de arriba abajo imaginando que es la habitación, y no tu cabeza, lo que se está moviendo, y que lo está haciendo en sentido opuesto a tu propio movimiento. De ese modo, cuando tu cabeza se desplace hacia abajo, imagina que la habitación se está moviendo hacia arriba. Haz lo mismo mientras flexionas el tronco hacia arriba y hacia abajo.

Repite estos ejercicios con el rectángulo mediano y luego con el grande. A continuación, vuelve a hacerlos con el mediano. Por último, repítelos utilizando el rectángulo más pequeño. Es probable que observes que, tras realizar la secuencia completa, tu visión periférica ha aumentado…, con lo que el rectángulo más pequeño parece menor que cuando lo utilizaste por primera vez.

Siempre que no seas tú el conductor, puedes convertir un viaje en coche en un ejercicio de visión pegándote un rectángulo de cartulina negra en el puente de la nariz. Mira al frente; tu cerebro se cansará muy pronto del papel negro y empezará a prestar más atención al paisaje que va pasando a los dos lados. Si estás viajando en tren, prueba a sentarte en dirección contraria a la marcha del vagón. Esto hará que seas aún más consciente del movimiento.

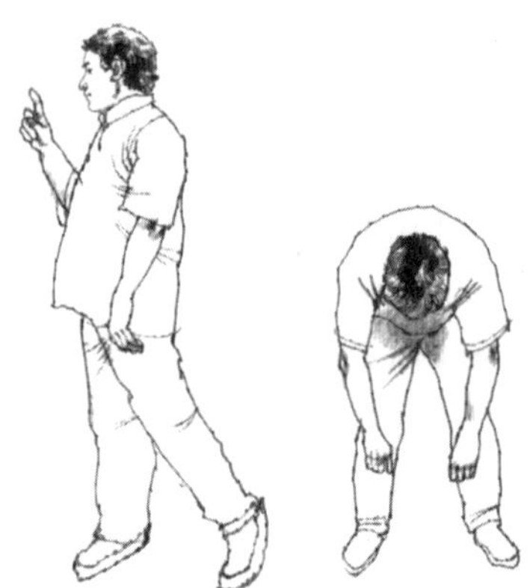

*El gran balanceo*

El propósito de este ejercicio es incrementar la sensación de movimiento mientras estás realizando el acto de mirar. Si lo practicas con regularidad, te permitirá obtener varios beneficios:

- Rompe el hábito de esforzarte para ver.
- Estimula la visión periférica.
- Integra el campo de visión (algo especialmente útil para las personas con poca capacidad visual).

Colócate de pie con las piernas separadas a una distancia superior a la anchura de las caderas, unos sesenta centímetros. Levanta un dedo y sitúalo delante de la nariz, a unos veinticinco centímetros de esta, y míralo atentamente. Sigue mirándolo mientras lo desplazas hacia ambos lados todo lo lejos que puedas, girando la cabeza para que el dedo siga siempre situado delante de la nariz. Mientras miras el dedo desplazándose, observa que todo parece moverse en la dirección contraria, como si estuvieras viendo lo que te rodea desde un tren en movimiento. De vez en cuando, detén el

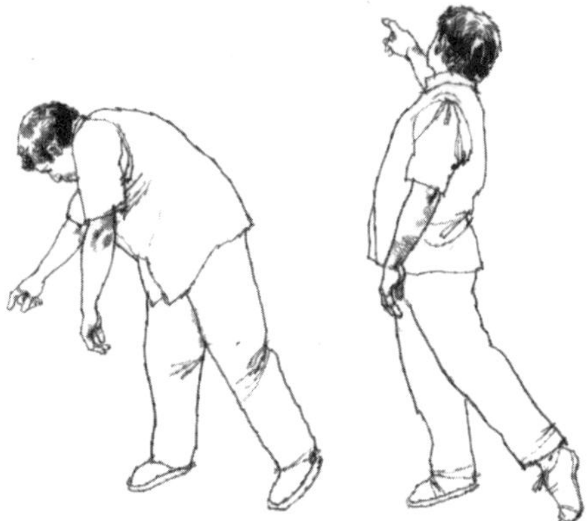

ejercicio activo, cierra los ojos y visualiza lo que acabas de ver: el dedo moviéndose en una dirección y todo lo demás haciendo lo mismo en la dirección contraria. Luego, vuelve a reanudar el ejercicio activo.

A continuación, acompaña el movimiento de la cabeza con todo el tronco, balanceándolo en cada una de las direcciones lo suficiente como para que el talón del pie contrario se levante del suelo.

Coloca ahora el dedo en posición horizontal en lugar de vertical y muévelo hacia arriba y hacia abajo mientras sigues el movimiento con los ojos y la cabeza, tal y como hiciste cuando lo tenías en vertical. Cuando subes la cara, todo parece moverse hacia abajo, y viceversa. Sigue subiendo y bajando el dedo mientras respiras profunda y lentamente y parpadeas.

A continuación, combina los balanceos largos horizontales y los verticales para dibujar un gran balanceo con forma de U (¡un buen ejercicio!). Vuelve a colocar el dedo en posición vertical. No dejes de mirarlo y mantenlo siempre delante de la nariz mientras te estiras girando hacia la izquierda; desciende en picado doblando la cintura hacia delante para dibujar la parte central del arco y vuelve a estirarte todo lo que puedas girando hacia la derecha. (A algunas personas les gusta cambiar el dedo en el punto central. Prueba ambas versiones y utiliza el método que mejor funcione en tu caso particular.) Puede que incluso te apetezca echar la cabeza hacia atrás y arquear la espalda un poco hacia la izquierda y hacia la derecha.

Vuelve al primer paso del ejercicio, el balanceo largo horizontal. Es posible que ahora te resulte más fácil ver las cosas moviéndose en dirección contraria a tu movimiento. Para terminar el ejercicio, palmea durante unos momentos.

## Desplazamientos

El ojo normal realiza muchos movimientos pequeñísimos por segundo. Estos movimientos se conocen con el nombre de movimientos sacádicos, del francés *saccade*, que significa «tirón». Quizá hayas observado que los ojos de las personas que gozan de una vista excepcionalmente buena tienen un aspecto brillante o penetrante. Esta apariencia se debe a estos pequeños movimientos constantes de los ojos que provocan no solo un brillo especial en ellos, sino también claridad y agudeza visual. Tanto si los desplazamientos son automáticos como si son deliberados, el movimiento resulta invisible al observador, que solo ve unos ojos alertas y vivos.

El objetivo de los movimientos sacádicos es el de hacer trabajar a la mácula, la parte del ojo que es la responsable exclusiva de la visión aguda y detallada. (El punto del ojo que ve con mayor claridad, la fóvea, está situado en el centro de la mácula.) Cuando vemos con cualquier otra parte del ojo que no sea la mácula, perdemos gran parte de nuestra capacidad para ver de forma detallada. Como es tan pequeña, la mácula solo puede ver pequeñas porciones del campo visual de una vez, aunque estas porciones las ve con muchísimo detalle. Este es el motivo de que el ojo normal realice movimientos constantes, pequeños y rápidos para que la mácula vaya desplazándose de un punto a otro y reciba un flujo constante de información visual.

Cuando la vista empieza a deteriorarse, los movimientos sacádicos se vuelven más lentos, más amplios y menos frecuentes. La visión se hace borrosa, pues los detalles pierden definición o desaparecen por completo. Esta congelación de la vista puede ser debida tanto a causas físicas como a causas emocionales.

Los ejercicios de desplazamiento están diseñados para devolver a la mácula su movimiento natural y libre. Tal como indica el nombre, todos ellos implican desplazar el punto de enfoque de un lugar a otro, a imitación del movimiento sacádico normal. Aunque al principio se debe practicar este movimiento de forma consciente, con el tiempo se convierte en un proceso automático y que no requiere esfuerzo alguno, tal y como sucede en el ojo sano.

Cuando estás practicando los desplazamientos, la clave del éxito es procurar tener los ojos «blandos», es decir, que debes darte permiso para ver aquello que veas, sin esforzarte ni obligarte a ver nada en concreto. No te exijas ver ningún detalle concreto con claridad. Es mejor que dejes que tus ojos y tu mente asimilen todos los detalles que estén disponibles sin esforzarse por captar aquellos que aún no lo están. Si te fijas en el punto que estás intentando ver, tu visión quedará congelada y se detendrán los desplazamientos.

Para cualquier persona que lleve gafas, tanto si tiene una graduación muy alta como si la tiene baja, la mirada «blanda» resulta especialmente importante. Te has acostumbrado a utilizar las gafas para que te den acceso a todos los detalles que desees ver. Ahora debes estar dispuesto a abandonar esta costumbre, al menos de forma temporal. Debes desechar la necesidad de ver, si lo que deseas es mejorar tu vista.

Cuando estés haciendo los desplazamientos, puedes notar que aparece un cierto cansancio en los ojos. Esto no se debe a que estos movimientos sean en sí mismos agotadores, sino a que estás incorporándoles tus viejos hábitos de esforzarte para ver. Cuando eso suceda, haz una pequeña pausa. Palmea, haz unos minutos de asoleo o cierra los ojos y visualiza algún patrón de movimiento aleatorio y hermoso como, por ejemplo, unas olas que lamen la orilla de la playa, unas gaviotas volando por encima de tu cabeza o unas nubes que cruzan el cielo. Deja que el ojo de la mente se mueva con estas imágenes durante un minuto o dos y luego intenta continuar con ese mismo movimiento ágil y sin esfuerzo cuando abras los ojos y vuelvas a mirar.

### *¿Con qué frecuencia debo hacer ejercicios de desplazamiento?*

Cuando empieces a trabajar con los ojos, deberías dedicar al menos veinte minutos al día a hacer este tipo de ejercicios. Tu objetivo es llegar a convertir los desplazamientos en una función automática.

### *Ejercicios de desplazamiento*

Siempre que te acuerdes, mueve los ojos de un punto a otro, sea lo que fuere lo que estés mirando. En lugar de mirar un árbol, mira a las distintas partes que conforman el árbol visualmente y luego pasa de los detalles mayores a los más pequeños de cada una de estas partes. Acuérdate de parpadear y de respirar todo lo frecuentemente que puedas. Estas dos acciones ayudarán a tus ojos a moverse con más libertad y facilidad. Puede que te sorprendas de la cantidad de detalles que llegas a ver. Observarás cómo, sin necesidad de haber conseguido una mejoría significativa en la vista, estarás viendo mejor, sencillamente porque lo estás haciendo de forma consciente.

Perfecciona el proceso tomando nota de aquellos detalles que no eres capaz de ver con claridad. Por ejemplo, es posible que distingas nítidamente un árbol, una rama del árbol y una hoja concreta de esa rama. Pero quizá no seas capaz de ver las nervaduras y las marcas de la hoja. Deja que tus ojos vaguen con libertad por la hoja tomando nota de todo lo que puedan percibir acerca de su forma, su color y demás; deben observar todo aquello que esté disponible a tu vista. No te preocupes de dibujar una imagen exacta de la hoja. Sencillamente, mira y sigue mirando, como si fueras un visitante del espacio exterior que está viendo las cosas de la Tierra por primera vez. No te obligues a ver; limítate a permitirte ver. Luego cierra los ojos, recuerda todos los detalles que puedas e imagínalos como si mostraran un contraste muy fuerte contra el fondo. Ve la hoja brillante allí donde el fondo sea oscuro; en colores donde el fondo sea blanco; viniendo hacia ti mientras el fondo retrocede, o cualquier cosa que haga destacar con mayor agudeza el objeto de su entorno.

Acércate los detalles más pequeños para que te resulten más accesibles. Coge una imagen que te guste y acércatela lo suficiente como para ver cada detalle con claridad pero sin esforzarte; a continuación, cambia el enfoque de un punto a otro. Si estás mirando una cara, centra tu atención en uno de los ojos y mira cada una de las pestañas, cada punto de color del iris. Divide la frente en cuartos, luego en octavos, y sigue dividiéndola hasta que estés mirando la unidad de detalle más pequeña posible. Cierra los ojos y recuerda los detalles que has visto, y luego vuelve a abrirlos y mira otros detalles nuevos.

Al cabo de un rato puede que observes que las diferencias entre los distintos detalles se hacen más claras. Para algunas personas, este cambio se produce casi instantáneamente, mientras que otras pueden necesitar meses para conseguirlo. El tiempo que tardes no tiene importancia. Lo que sí importa es aprender a ver los detalles.

### *Desplazamientos con un optotipo*

Si deseas utilizar el optotipo que incluimos en este libro (entre las páginas 46 y 47) para hacer ejercicios de desplazamiento, sujétalo a un árbol, a una valla o a un poste. Si llevas gafas o lentillas, quítatelas. Aléjate del panel hasta que puedas leer con facilidad tres o cuatro líneas de letras grandes, pero a una distancia que haga que las líneas inferiores sigan estando borrosas. Lee la línea que contenga las letras más pequeñas que puedas ver con claridad. Relájate, respira hondo y parpadea.

«Dibuja» con los ojos, para lo cual debes seguir con ellos el contorno de cada letra. Al mismo tiempo, acerca de vez en cuando las manos a las orejas y mueve los dedos para estimular la visión periférica y quitar algo de tensión de la visión central. Después de leer cada letra, cierra los ojos y visualízala: la letra es muy negra y fácil de ver, los bordes están claros y limpios, y el fondo es muy blanco. Recorre el contorno de la letra con el ojo de la mente. Las células cerebrales que entran en funcionamiento cuando visualizamos son las mismas que utilizamos para ver, de forma que estás volviendo a entrenar tu mente para conseguir una vista mejor.

Reduce la tensión de los ojos durante el ejercicio haciendo un poco de asoleo (en la página 76 encontrarás las instrucciones completas del asoleo). Con los ojos cerrados, colócate de cara al sol y mueve la cabeza de un lado para otro cien veces, deteniéndote para palmear brevemente después de hacer treinta giros. Abre los ojos y observa si las letras están más claras.

Ahora mira las tres líneas situadas debajo de la que has estado utilizando. *No* intentes leer las letras. Deja que tus ojos se vuelvan curiosos y las exploren: su negrura, los espacios que las separan. Una vez más, reduce la tensión de los ojos respirando, parpadeando y moviendo los dedos junto a las orejas. Ve enumerando las letras de esa línea en voz alta: letra, espacio, letra, espacio, etc. Cierra los ojos y visualiza brevemente lo que acabas de ver, pero con más claridad. Vuelve a mirar esa línea y luego la primera que leíste. ¿Están más claras? Si así fuese, mira la siguiente línea, la situada debajo de la última que miraste. ¿Ves mejor ahora?

Trabaja de esta forma bajando de una línea a la siguiente. Cuando termines cada una de ellas, descansa los ojos volviendo a la línea original y observando lo fácil que te resulta verla ahora. Acepta los borrones y disfruta de los detalles. Descubrirás que puedes dividir y conquistar, tal y como yo hice. Continúa tratando las letras como si fuesen objetos extraños procedentes del espacio exterior; investiga su negrura, sus formas y los espacios que las separan. Respira, parpadea y mueve los dedos de vez en cuando. Sentirás los ojos más relajados y más vivos.

Si hace mal tiempo, realiza este ejercicio bajo techo. Puedes sustituir el asoleo por palmeo para reducir la tensión ocular.

## Leer

Lo más habitual es que las primeras señales de que padeces un problema en la vista las notes cuando observas que ha variado la distancia a la que debes sostener un libro para poder leer con comodidad. Para determinar la agudeza visual, el oftalmólogo te pedirá que leas unas líneas de letras impresas en un optotipo.

Leer es uno de los problemas que más preocupan a las personas miopes. Al miope típico (y esa es una figura que sí existe) le encanta leer y lo seguiría haciendo hasta que los ojos se le agotaran por completo, si el tiempo y la vida se lo permitieran. Lo que pocos de nosotros, los amantes de los libros, recordamos es que leer es una actividad física agotadora que afecta a un par de órganos que guardan un equilibrio muy delicado. Nos metemos de lleno en el flujo de información que va desde la página hasta nuestra mente y nos olvidamos de lo duro que tienen que trabajar los ojos para crear ese flujo.

Leer puede ser muy perjudicial para los ojos, que están diseñados biológicamente para estar constantemente ajustándose para enfocar a lo lejos y de cerca. Sin embargo, la lectura no tiene por qué ser dañina; de hecho, puedes incluso utilizarla para mejorar tu vista general. Los ejercicios de lectura estimulan el hábito de hacer desplazamientos, lo que resulta especialmente útil para las personas que padecen miopía, astigmatismo e hipermetropía.

### *Protege los ojos mientras lees*

Lo más frecuente es que no sea el acto de leer en sí mismo,

sino nuestros malos hábitos a la hora de hacerlo, los responsables del daño que la lectura produce a nuestros ojos. He aquí algunas normas generales que te ayudarán a conseguir que incluso una lectura prolongada resulte más fácil para los ojos:

- Nunca leas con una luz que te resulte incómoda, ya sea por demasiado brillante o por demasiado suave. Una iluminación incorrecta cansa los ojos más deprisa que ninguna otra cosa. Tus ojos serán los que te digan si la iluminación es incorrecta; lo único que debes hacer es prestarles atención. Si te resulta difícil leer, la luz es lo primero que debes comprobar.
- Al igual que te tomas descansos de forma natural cuando estás llevando a cabo un trabajo físico duro, también debes dar descansos a tus ojos cuando están realizando la dura tarea de leer. Cada veinte minutos, más o menos, como mínimo haz una pausa, y palmea durante unos cinco minutos.
- Parpadea constantemente para evitar que la mirada se quede fija o que los ojos se sequen. Si sientes que te arden los ojos mientras estás leyendo o después de hacerlo, puede deberse a que te has metido tanto en la lectura que te has olvidado de parpadear. Acuérdate de hacerlo lo más frecuentemente que puedas.
- Siempre que te sea posible, intenta evitar leer todo aquello que esté impreso en un tipo de letra difícil de leer. Muchas publicaciones están impresas con una letra tan débil, tan pequeña, tan poco clara, tan densa o tan elaborada que podría provocar tensión ocular a cualquiera. Aléjate de estas letras. Si tienes dificultades para acometer tareas necesarias como leer documentos legales o guías telefónicas, no fuerces los ojos; léelos

cuando tengas los ojos descansados y con una iluminación que te resulte cómoda.

- Respira. Aunque tu mente pueda estar en otro mundo, tu cuerpo sigue estando en este y tus ojos necesitan más oxígeno que nunca. Cuando estamos leyendo tenemos tendencia a contener la respiración, igual que sucede cuando hacemos cualquier otra actividad que requiera concentración. Por tanto, debes acordarte de respirar tan a menudo como te acuerdas de parpadear.

### Lectura y desplazamientos

La lectura rápida, si la practicas con frecuencia, puede llegar a provocar pérdida de visión. Cuando haces este tipo de lectura, intentas asimilar frases enteras —o incluso párrafos enteros— de manera simultánea. Este comportamiento imita de forma inconsciente el patrón de la vista miope: dar saltos grandes e infrecuentes e intentar asimilar un campo visual amplio. Recuerda que la mácula solo puede ver partes pequeñas de una vez, y que lo hace moviéndose de un punto a otro. Forzar a tus ojos a tragarse una frase entera de una vez hace imposible que la mácula trabaje a pleno rendimiento… y, evidentemente, cuanto menos trabaje la mácula, más borroso verás. (Hacer desplazamientos entre distintos tamaños de letra, como hacemos en el Apéndice B, puede ayudarte a ver mejor los detalles y agudizar tu vista. A continuación te damos las instrucciones completas de cómo hacerlo.)

### Leer del revés

Coge esta página, colócala del revés, cabeza abajo, y lee

una letra cada vez, dejando que tus ojos pasen de un punto a otro mientras van trazando lenta y cuidadosamente la forma de cada una de ellas. Mientras tanto, parpadea constantemente. Esta práctica te entrenará a ser más consciente de las letras, al centrarte en el acto físico de ver más que en el significado de las palabras. También te permitirá adquirir más consciencia de lo que los ojos están haciendo cuando lees, una consciencia que solemos perder cuando nos metemos por completo en el contenido de un libro. Si este ejercicio te resulta difícil, te está dando una pista de que es especialmente efectivo para ti.

### *Desplazamientos por distintos tamaños de letra*

Hacer desplazamientos por distintos tamaños de letras es una forma de aprender importantes habilidades de enfoque de una forma relajada. Utiliza los párrafos formados por letras de distintos tamaños del Apéndice B (página 88) Asegúrate de que te has quitado las lentillas o las gafas. La clave es permanecer relajado; tus ojos trabajan mucho mejor cuando eliminas todos los esfuerzos innecesarios. En lugar de forzarte para ver, mantén un estado mental neutro y deja que lo que estás mirando se te aparezca por sí solo.

Busca un lugar tranquilo, a ser posible en el que te dé la luz del sol sobre la página. Si eres corto de vista, sostén la página lo suficientemente lejos como para que puedas ver las letras más grandes casi con total claridad, pero no del todo. Si esto supone colocarla a una distancia mayor de lo que te alcanza el brazo, pégala sobre la pared, o en una valla al sol si estás al aire libre. Si eres hipermétrope, sosténla muy cerca, tanto como para sentirte totalmente cómodo.

Empieza por el bloque de las letras mayores, mira una a una. Deja que tus ojos caminen sobre cada letra sintiendo su forma y los espacios que la rodean. Los bordes, los márgenes y los espacios intermedios son los que le dan al cerebro las indicaciones que necesita para saber cómo debe enfocar la vista, de manera que lo que estás haciendo es darle un empujoncito extra.

Cierra los ojos durante unos instantes y dibuja mentalmente la letra, pero esta vez con un contorno más nítido, una tinta más negra y un fondo más definido. Vuelve a abrirlos y observa si la imagen es ahora más clara. Probablemente, sí. Cuando hayas leído unas cuantas líneas, pasa a un párrafo que tenga letras de un tamaño más pequeño, en el que no seas capaz de distinguirlas del todo. Mantén la página donde está. No te preocupes si no puedes leerla. Examina cada uno de los objetos extraños y borrosos, uno a uno. Mira sus contornos, sus bordes y los espacios. Disfruta de lo raros que son.

Coloca la página del revés y vuelve a mirar la misma línea. Esto hará que te sea más fácil usar las letras para reprogramar tus hábitos visuales y no para verlas de la forma habitual. Una vez más, cierra los ojos e imagina que la página es muy blanca y las letras muy negras. Di en voz alta: «La página es blanca y las letras son negras». Abre los ojos y observa si las letras están menos difuminadas. Vuelve al texto de letras grandes y observa si ahora te resultan mayores y más claras. Es probable que así sea.

Haz una pausa durante el ejercicio y comprueba si notas cansancio en los ojos. Cuando estás reprogramando tus hábitos visuales, los ojos necesitan mucha relajación. Haz unas cuantas respiraciones lentas y profundas relajándote al exhalar. Parpadea durante un par de minutos mientras te masajeas las sienes con suavidad. Si sigues notando los ojos cansados, haz un poco de palmeo y luego mira a lo lejos, evaluando los detalles más pequeños que seas capaz de ver; mirar a lo lejos descansa los ojos.

Pasa al siguiente tamaño de letra. Vuelve a recorrer con la vista cada una de las letras borrosas, comprobando su forma, sus bordes y sus espacios; imagínala más clara y luego comprueba si te resulta más fácil de leer. Regresa de nuevo a las letras mayores. Es posible que ahora las encuentres mucho más claras y aparentemente mayores que cuando empezaste a hacer el ejercicio. Mira de nuevo las letras más pequeñas antes de volver a tu libro o a la pantalla de tu ordenador. Cuando mires la página o la pantalla, presta atención a unas áreas más pequeñas que aquellas en las que tiende a enfocarse tu vista. Con suavidad, sin forzarte para ver, mira de un punto a otro.

### *Desplazamientos con un optotipo mientras agitas un papel*

Este ejercicio y el que sigue ayudan a integrar el ojo más débil en el proceso de ver, con lo que equilibran el uso de ambos ojos. Estos ejercicios también equilibran la visión central y la periférica.

Coge el rectángulo más pequeño de los que utilizaste para el ejercicio de visión periférica y pégatelo entre los ojos. Coloca el optotipo en la pared. Gira la cabeza ligeramente hacia un lado de manera que estés viendo el optotipo con tu ojo más débil. (Para comprobar si estás correctamente colocado, cierra un momento el ojo más débil. El ojo más fuerte debe poder ver el papelito pero no el optotipo).

Agita la mano o un trozo de papel con rapidez delante del ojo más fuerte. Con el ojo más débil, repite el ejercicio de desplazamientos con el optotipo que hiciste anteriormente: mira las letras de una línea situada unas cuantas líneas por debajo de aquella que puedas ver con facilidad para apreciar la negrura y los contornos de las letras, y la blancura del fondo; cierra los ojos y visualiza que las letras están más nítidas; vuelve a abrirlos y comprueba si la imagen está un poco más clara.

### *Desplazamientos con distintos tamaños de letra mientras agitas un papel*

Repite el ejercicio anterior, pero haciendo que el ojo más débil, en lugar de mirar un optotipo, mire el Apéndice B. Si eres incapaz de leer las letras de tamaño normal, utiliza una página o un libro con letras grandes. Lee durante unos cinco minutos. Empieza y termina el ejercicio palmeando o mirando por una ventana y observando los pequeños detalles de objetos situados a gran distancia.

### *La lectura y la visión periférica*

Cuando leemos, escribimos o hacemos cualquier tipo de trabajo que pueda suponer una sobrecarga para la visión central, resulta muy útil estimular la visión periférica agitando o moviendo las manos a ambos lados de los ojos. Este movimiento elimina de una forma muy eficaz el esfuerzo que supone la lectura.

La vida actual nos obliga en muchas ocasiones a hacer trabajar en exceso a la visión central y a descuidar la periférica:

las concurridas calles de las ciudades, los estrechos carriles de las autovías, las pantallas de los ordenadores, unos documentos cubiertos de letras diminutas y datos incomprensibles...; todos ellos parecen haber sido diseñados para favorecer la visión en túnel y para estrechar nuestros horizontes. Los ejercicios de visión periférica son una de las formas que tenemos a nuestro alcance de contrarrestar este problema.

### *Cómo aumentar la flexibilidad entre la visión cercana y la visión a distancia*

Busca un sitio agradable en el que puedas ver bien a lo lejos. Las cumbres de las colinas o cualquier otro sitio elevado son especialmente buenos. Extiende la mirada hasta el horizonte más lejano y deja que tus ojos se muevan de un punto a otro como si estuvieras dibujando los contornos de lo que estás viendo. Es posible que a esa distancia solo distingas las formas, los colores y el grado de luminosidad, pero aun así deja que tus ojos disfruten jugando con ellos, como lo harían ante un hermoso cuadro abstracto.

A continuación, enfoca la vista un poco más cerca y deja que tus ojos sigan desplazándose de un punto a otro. Es posible que ahora los detalles estén un poco más definidos, pero recuerda que no debes dejar la mirada fija en ninguno de ellos ni esforzarte demasiado por verlos. Sencillamente, disfrútalos manteniendo la mirada «blanda» y receptiva. Repite este proceso acercando un poco más cada vez el plano de enfoque hasta que tus ojos se estén desplazando por la zona que tienes justo delante de ti: el alfeizar de la ventana, un montón de hojas en el suelo o tus propios pies. En este punto, busca los detalles más pequeños que seas capaz de distinguir. Recuerda siempre que, cuando estés haciendo este ejercicio o cualquier otro ejercicio ocular, debes parpadear, respirar y mantener la mirada «blanda».

Ahora repite el ejercicio pero al contrario, eligiendo gradualmente unos objetivos cada vez más lejanos. Repite todo el ejercicio varias veces.

## Asoleo

El asoleo es uno de los ejercicios más importantes que podemos hacer para entrenar a los ojos a aceptar la luz del día, una capacidad que muchos de nosotros hemos perdido como consecuencia de pasar la mayor parte de nuestra vida bajo techo. Haz este ejercicio a una hora del día en que la luz del sol llegue a tus ojos en diagonal y no sea demasiado fuerte. Por regla general, antes de las diez de la mañana y después de las cuatro de la tarde son los momentos ideales para el asoleo. Sin embargo, este horario puede variar según las diferentes regiones y épocas del año. Durante las épocas más calurosas, utiliza un protector solar para protegerte la piel.

Siéntate o colócate de pie al aire libre o junto a una ventana abierta (recuerda que nunca debes hacer ejercicios de asoleo a través de un cristal). **Cierra los ojos**. De cara al sol, gira la cabeza de un lado al otro llevando la barbilla hasta un hombro y luego hacia el otro. Imagina que alguien te tiene la cabeza cogida entre las manos y te la va girando suavemente. Respira profunda y lentamente. La cabeza debe moverse:

- Constantemente, sin parar.
- Lo más despacio posible, como si girara perezosamente

de un hombro al otro (tienes que acercar la barbilla al hombro, no la oreja al hombro).

- Sin esfuerzo y haciendo un giro de 180 grados (la mayoría de las personas necesitarán mover todo el tronco para completar el movimiento).

Gira de este modo de un lado al otro al menos treinta veces mientras relajas los ojos. Imagina que el sol te baña los ojos y la cabeza. Siente cómo te penetra totalmente en el cuerpo. Percibe cómo envuelve tu cabeza y tu cerebro. Siente cómo te atraviesa la nuca, la espalda, la parte trasera de las piernas.

Mientras giras la cabeza suavemente de un lado al otro, frótate las manos y, mientras lo haces, colócate de espaldas al sol. Palmea al menos durante diez respiraciones lentas y profundas. Vuelve a girarte y a colocarte de cara al sol. Acuérdate de seguir respirando profunda y lentamente. Si te sientes cómodo, continúa con esta alternancia de dos minutos de asoleo con uno o dos minutos de palmeo hasta un total de veinticinco minutos.

Es probable que percibas una sensación de relajación en los ojos a medida que se van acostumbrando a la luz brillante. Puede que también observes que el color que ves en la fase de asoleo se vuelve más brillante, mientras que el que ves en el palmeo se va haciendo progresivamente más oscuro hasta que llega a ser una negrura perfecta. Cuando eso suceda sabrás que los iris de tus ojos se han vuelto más flexibles y pueden hacer el cambio de la oscuridad a la luz con más facilidad. El nervio óptico estará más relajado, lo que le permitirá recibir los estímulos con más comodidad y descansar después de haberlos recibido.

Cuando lleves varias semanas practicando el asoleo, puede

que poco a poco vayas alargando la duración de los periodos cara al sol —quizá cinco o seis minutos— entre los interludios de palmeo; de todas formas, siempre es conveniente interrumpir el asoleo con palmeo. Esto no solo da un descanso a tus ojos, sino que también estimula la flexibilidad del iris.

Es posible que, al principio, los músculos de tus ojos se resistan a estar de cara a la luz, incluso con los ojos cerrados. Intenta observar si percibes tensión en los ojos o a su alrededor, y deja que los músculos se relajen. Observa también la fuerza de la luz que te llega a través de los párpados cerrados y el color que tiene, que puede variar entre rojo oscuro, naranja, amarillo y blanco brillante. Si ves verde, eso significa que estás forzando los ojos. En ese caso debes interrumpir el asoleo durante un rato y hacer un poco de palmeo antes de reanudar el ejercicio.

### *¿Durante cuánto tiempo debo practicar el asoleo?*

Lo que yo suelo recomendar son veinte minutos al día. Puedes descomponer este tiempo en sesiones de entre cinco y quince minutos, dependiendo de hasta qué punto se hayan adaptado tus ojos a recibir más luz. No permitas que tus ojos se cansen o estén forzados; si así fuera, debes palmear hasta que vuelvan a estar bien. Una compresa de tela fresca colocada sobre los ojos cerrados también proporciona un gran alivio y refresca mucho.

NOTA: Después de llevar años enseñando y practicando el asoleo con —literalmente— miles de alumnos, jamás he tenido ningún caso en que esta práctica haya dañado los ojos de nadie. Algunos médicos, sin embargo, creen que la exposición al sol puede favorecer la formación de cataratas.

Si te preocupa este aspecto, te ruego que consultes el tema con tu oftalmólogo. Si tu médico pone alguna objeción a esta práctica, pídele que te indique qué estudios demuestran con claridad la conexión entre el sol y los perjuicios que ocasiona a los ojos. Dedica un tiempo a leerlos tú mismo y, si el asoleo sigue provocándote algún tipo de recelo, no lo hagas.

### *Variación del asoleo*

Después de estar unos diez minutos al sol, prueba la siguiente variación: vas a masajearte las cejas para aumentar la cantidad de luz que te entra en los ojos. Cierra los ojos y coloca los dedos índice y corazón de la mano derecha sobre la ceja derecha, con la mano lo suficientemente alta como para que no bloquee la luz que llega a tu ojo derecho. A continuación, gira la cabeza lentamente hacia la izquierda presionando con las yemas de los dedos hacia arriba, con suavidad pero con firmeza. El movimiento de la cabeza hace que los dedos, que están quietos, te acaricien la ceja. Las yemas de los dedos deben tirar con suavidad de la ceja, estirándola. El ojo debe permanecer cerrado durante todo el tiempo.

Gira la cabeza completamente hacia la izquierda y luego hacia la derecha, y alterna este movimiento varias veces. Luego cambia de mano, coloca los dedos índice y corazón de la mano izquierda sobre la ceja izquierda mientras giras la cabeza hacia la derecha. Puede que necesites un poco de práctica hasta conseguir hacer el movimiento con suavidad. Acuérdate de respirar profundamente, de moverte despacio y de relajarte. Repite el movimiento varias veces, palmea y reanuda el asoleo normal.

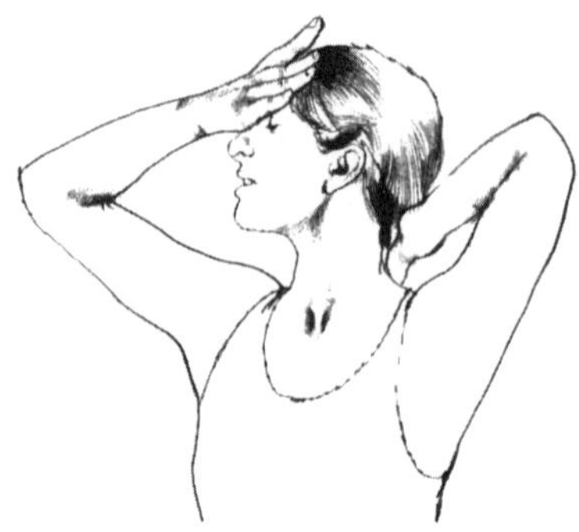

## Mirar al cielo

El propósito de mirar al cielo es similar al del asoleo: enseñar a los ojos y al cerebro a aceptar la luz con comodidad, sin percibir ninguna sensación de tensión. Es una buena alternativa para el asoleo cuando el día está nublado.

No te pongas de cara a donde debería estar el sol, por si acaso vuelve a asomar, y mira al cielo con los ojos abiertos. Parpadea continuamente. Coloca una mano detrás de la nuca y la otra sobre la frente, asegurándote de que la que tienes en la frente no impide el paso de la luz hacia tus ojos. La mano que tienes en el cuello debe estar un poco cerrada, abrazando la nuca, y la otra abierta, con las prominencias óseas de la base de los dedos presionando con fuerza sobre la frente.

A continuación, gira la cabeza de un lado al otro mientras mantienes las manos en la posición original. Solo se mueve la cabeza, no las manos. Al girar la cabeza se producirá una especie de masaje firme sobre la nuca y la frente. Varios minutos haciendo este ejercicio consiguen que aumente la circulación y la relajación de la cara, el cuello y los ojos.

Palmea durante un minuto y reanuda el ejercicio básico de asoleo.

# Dedica un tiempo a tus ojos

Al doctor Bates solían preguntarle con frecuencia: «¿Por qué se tarda tanto tiempo en hacer los ejercicios de los ojos?». Su respuesta era que estamos constantemente, de una forma u otra, trabajando con los ojos. Podemos hacer un trabajo que los paralice u otro que les dé más vida. Lo que nos sugería era que aprovecháramos la oportunidad de dar más vida a nuestros ojos.

En todas y cada una de las situaciones en que nos podamos encontrar existe una forma mejor de utilizar los ojos. Cada día contamos con muchísimas oportunidades para practicar nuevos hábitos visuales. Si estamos esperando el autobús, de pie en la cola del banco o atascados en un embotellamiento de tráfico, podemos aprovechar todas estas situaciones para trabajar con nuestros ojos.

Lo ideal sería que dedicásemos al menos una hora al día al programa de ejercicios estructurados de *Yoga para tus ojos*. Sin embargo, estoy convencido de que incluso dedicar unos minutos al día a algunos de estos ejercicios te reportará unos beneficios evidentes en forma de menor esfuerzo en los ojos, una visión más clara y una mayor habilidad para cambiar el enfoque sin perder nitidez.

Según mi propia experiencia, cuando las personas hacen de forma correcta estos ejercicios para mejorar la vista —y les dedican el tiempo que merecen—, los problemas leves de visión mejoran rápidamente y, al cabo de un tiempo más prolongado, la mala visión mejora notablemente. Es corriente observar una mejoría incluso tras la primera sesión, pero hace falta más tiempo para estabilizar lo que se ha conseguido. Los breves destellos de una vista mejor son una referencia del cambio que va a producirse.

# Conclusión

El paso más importante que puedes dar, desde un punto de vista psicológico, es decidir que trabajar en ti mismo tiene mucha importancia. Nuestra vida moderna está constantemente atacando a nuestros ojos; por eso, tener el impulso natural de cuidar de ellos es una señal de que tenemos una mente sana. La forma más corriente de abordar el cuidado de los ojos, que consiste en hacer simplemente lo necesario para que funcionen, lo que está indicando en realidad es la existencia de un problema más profundo: lo único que nos importa son los resultados, cuesten lo que cuesten.

Sin embargo, la felicidad que estás buscando en el hecho de conseguir resultados es más fácil de alcanzar cuando te olvidas de cumplir las expectativas que te llegan del exterior y empiezas a prestar atención a lo que realmente necesitan tu mente, tu cuerpo y tu espíritu. Lo paradójico del asunto es que es probable que descubras que los logros más importantes de tu vida llegan con relativa facilidad cuando te estás cuidando de verdad.

Como los ojos son los órganos que más duro trabajan y los que menos atenciones reciben de todo el cuerpo, constituyen un punto excelente en el que comenzar tu programa de autocuidados. Declara firmemente tu intención de cuidar de tus ojos durante todo el día y comprueba que así te sientes mucho mejor, no solo físicamente, sino en general. Deja que tus ojos te enseñen cómo puedes ir cambiando gradualmente la forma en la que miras al mundo —literalmente—, de manera que tu bienestar se convierta en algo más importante para ti que todos los trofeos que en esta vida puedan otorgarte.

Siéntate ante el ordenador, haz tu trabajo..., ¡no faltaba más!; pero no dejes de realizar pausas para mirar por la ventana. Lee, pero palmea también. No tienes que cambiar tu estilo de vida, solo añadirle unos cuantos elementos nuevos. Probablemente no cambie nada en tu mundo exterior; lo único que necesitas cambiar es la relación que mantienes con tus ojos y con tu cerebro. Si decides emprender este nuevo camino, te garantizo que tu vida va a ser muy diferente.

# APÉNDICE A

## MEDITACIÓN GUIADA DE PALMEO DE TRES DÍAS DE DURACIÓN

Esta meditación progresiva, compuesta por tres partes distintas, una para cada día, puede ayudarte a realzar el yoga para los ojos que haces a diario, y le proporcionará un punto de referencia. Graba la siguiente meditación, leyéndola muy despacio, o pide a un amigo que tenga una voz profunda y serena que lo haga; el objetivo es que puedas escucharla mientras palmeas. Una música sedante grabada como fondo puede realzar aún más la experiencia. La lectura debe ser muy lenta. No pares la música durante las pausas que se hacen en el texto. Las instrucciones para el lector se dan entre corchetes —[ ]— y no deben grabarse.

### *Primer día*

Relaja la parte baja de la espalda e imagina que es ligera. Relaja el pecho e imagina que es ligero. Visualiza cómo tus manos te calientan los ojos. Ahora respira profundamente contando hasta seis mientras inspiras y hasta nueve mientras exhalas. Inspira… Uno, dos, tres, cuatro, cinco, seis. Exhala… Uno, dos, tres, cuatro, cinco, seis, siete, ocho, nueve. Inspira de nuevo y siente cómo se expande tu abdomen. Exhala mientras sientes cómo tu abdomen se contrae… Seis, siete, ocho, nueve. [Pausa de 30 segundos]

Inspira e imagina que la parte baja de tu espalda se expande con el aire que aspiras. Exhala y siente cómo se va contrayendo poco a poco... Seis, siete, ocho, nueve. Inspira e imagina que el pecho, las costillas y la parte superior de la espalda se expanden, y exhala mientras dejas que se contraigan... Cuatro, cinco, seis, siete, ocho, nueve. Vuelve a inspirar e imagina que todo tu cuerpo se expande cuando lo haces y se contrae cuando exhalas. Realiza diez respiraciones mientras visualizas esta expansión y contracción. [Pausa de 60 segundos]

## *Segundo día*

[Repite el primer día y continúa con el siguiente texto]:

Mientras sigues respirando lentamente, imagina que tu cabeza se expande con la inspiración... y se contrae cuando exhalas... Imagina que tu cuello se expande cuando inspiras... y se contrae cuando exhalas... Imagina que tus hombros se expanden cuando inspiras... y se contraen cuando exhalas... Imagina que la parte superior de tus brazos se expande cuando inspiras... y se contrae cuando exhalas... Imagina que tus codos se expanden cuando inspiras... y se contraen cuando exhalas... Imagina que tus antebrazos se expanden cuando inspiras... y se contraen cuando exhalas... Imagina que tus manos y tus dedos se expanden cuando inspiras... y se contraen cuando exhalas...

Piensa que tus ojos son suaves, grandes, húmedos... Imagina que tus ojos se expanden cuando inspiras... y se contraen cuando exhalas... Imagina que tu espalda se expande cuando inspiras... y se contrae cuando exhalas... Imagina que tu pecho se expande cuando inspiras... y se contrae cuando exhalas... Imagina que tu abdomen se expande cuando inspiras... y se contrae cuando exhalas... Imagina que tu pelvis se expande cuando inspiras... y se contrae cuando exhalas... Imagina que tus nalgas se expanden cuando inspiras... y se contraen cuando exhalas... Imagina que tus muslos se expanden cuando inspiras... y se contraen cuando exhalas... Imagina que tus pantorrillas se expanden cuando inspiras... y se contraen cuando exhalas... Imagina que tus pies se expanden cuando inspiras... y se contraen cuando exhalas... Ahora imagina que todo tu cuerpo se expande cuando inspiras... y se contrae cuando exhalas...

[El segundo día repite esta meditación tres veces]

## Tercer día

[El tercer día repite los dos primeros fragmentos y continúa con el siguiente texto]:

Visualiza que estás viendo todo negro, pero no intentes forzarlo. Imagina una noche sin estrellas... Imagina un movimiento en esa negrura...: un tren que avanza por una montaña..., un velero blanco navegando en un mar negro..., un río negro que fluye... Si la imagen desaparece, no importa... No intentes hacer un esfuerzo para que reaparezca... Imagina que toda la habitación es negra. Piensa en cada objeto de la habitación y píntalo de negro... [Pausa de 30 segundos]

Relaja la mandíbula, aspira por la nariz, exhala por la nariz y sigue exhalando aún más por la boca dando un suspiro. Siente tu cuerpo totalmente relajado. [Pausa de 60 segundos]

Cuando estés listo, deja que la negrura de la habitación se disuelva lentamente..., retira poco a poco las palmas de las manos de las órbitas de los ojos... y abre los ojos con suavidad.

# APÉNDICE B

## Letras de distintos tamaños

Un retinoscopio mide la agudeza visual. El doctor Bates, el padre fundador de la mejoría de la visión, utilizó un retinoscopio para comprobar la agudeza visual de cientos de miles de ojos, humanos y animales, jóvenes y ancianos.

Un retinoscopio mide la agudeza visual. El doctor Bates, el padre fundador de la mejoría de la visión, utilizó un retinoscopio para comprobar la agudeza visual de cientos de miles de ojos, humanos y animales, jóvenes y ancianos. Probablemente nadie haya usado

Un retinoscopio mide la agudeza visual. El doctor Bates, el padre fundador de la mejoría de la visión, utilizó un retinoscopio para comprobar la agudeza visual de cientos de miles de ojos, humanos y animales, jóvenes y ancianos. Probablemente nadie haya usado jamás un retinoscopio

Un retinoscopio mide la agudeza visual. El doctor Bates, el padre fundador de la mejoría de la visión, utilizó un retinoscopio para comprobar la agudeza visual de cientos de miles de ojos, humanos y animales, jóvenes y ancianos. Probablemente nadie haya usado jamás un retinoscopio de una forma tan amplia. Mientras

Un retinoscopio mide la agudeza visual. El doctor Bates, el padre fundador de la mejoría de la visión, utilizó un retinoscopio para comprobar la agudeza visual de cientos de miles de ojos, humanos y animales, jóvenes y ancianos. Probablemente nadie haya usado jamás un retinoscopio de una forma tan amplia. Mientras los sujetos dormían, comían, enfermaban, padecían

# GLOSARIO

**Acomodación**: proceso inconsciente por el cual el ojo se ajusta para enfocar objetos cercanos. La acomodación la realizan unos músculos autónomos del interior del ojo denominados *músculos ciliares*, que se contraen para permitir que el cristalino se vuelva más redondeado. Durante el descanso, el ojo está enfocado para visión a distancia y el cristalino está relativamente plano.

**Asoleo:** ejercicio de mejoramiento de la visión diseñado para enseñar a los ojos a ajustarse a un espectro amplio de intensidades de luz. El asoleo se hace con una luz solar suave, de cara al sol, con los ojos cerrados sin apretar, con frecuencia mientras damos un masaje alrededor de los ojos, y girando constantemente la cabeza o el tronco 180 grados.

**Astigmatismo:** curvatura irregular de la córnea o lente del ojo que provoca visión borrosa en determinados ángulos.

**Desplazamiento:** ejercicio utilizado por los maestros de mejoramiento de la vista para crear fluidez y flexibilidad en la mirada. Para ello se imita el uso anatómicamente apropiado de los ojos, que les permite moverse sin esfuerzo de un detalle pequeño a otro.

**Esternocleidomastoideos:** par de músculos del cuello que parten del esternón y la clavícula y se insertan en el mastoideo (una pequeña protuberancia ósea situada debajo de la oreja). Estos músculos trabajan de forma conjunta para doblar la cabeza hacia adelante. Cualquiera de ellos, por sí solo, gira la cabeza hacia el costado opuesto o la dobla hacia el hombro del mismo lado.

**Fóvea central:** es la zona de mayor agudeza visual en el interior del ojo. La fóvea es una zona diminuta de la retina, con forma de agujero, y está situada en el centro de la mácula. Sus células son todas conos. Las células nerviosas que recubren los bastones y los conos de todas las demás zonas de la retina no aparecen en esta área.

**Glaucoma:** trastorno provocado por un exceso de presión del fluido interior del ojo que ocasiona daños (como, por ejemplo, destrucción de fibras nerviosas y compresión de los vasos sanguíneos) que llevan al deterioro de la visión o a la ceguera.

**Hipermetropía:** error de refracción en el que la longitud focal del ojo resulta demasiado corta. Las imágenes se enfocan detrás de la retina en lugar de sobre ella, lo que hace que la visión de cerca no sea correcta.

**Mácula:** su nombre completo es *mácula lútea*. Es la zona del centro de la retina donde tiene lugar la visión detallada. El punto donde la visión es más aguda es el centro de la mácula, denominado *fóvea*.

**Miopía:** error de refracción en el que la longitud focal del ojo es demasiado larga. Las imágenes se enfocan delante de la retina en lugar de sobre ella, lo que hace que la visión a larga distancia no sea correcta.

**Mirar el cielo**: una variante del ejercicio de mejoramiento de la visión conocido como *asoleo* que se practica los días nublados y cubiertos. Este ejercicio de mirar el cielo se hace con los ojos abiertos, mirando en dirección contraria al sol, con una rotación de la cabeza más pequeña que la que se realiza en el asoleo.

**Movimientos sacádicos:** pequeños movimientos bruscos normales del ojo que se realizan al pasar de enfocar un punto pequeño a enfocar otro. Estos movimientos son demasiado rápidos como para ser visibles.

**Músculos ciliares:** músculos del interior del ojo, regidos por el sistema nervioso autónomo, que liberan al cristalino del ligamento suspensorio que le hace adoptar una forma oblonga. Con ello, el cristalino asume una forma más redondeada que enfoca el ojo para la visión cercana.

**Ojos «blandos»:** lo contrario a la «mirada congelada», que indica una mala visión; es característica de una buena visión y de unos ojos saludables. Una mirada «blanda» se mueve con facilidad de un detalle pequeño a otro y acepta lo que ve.

**Palmeo:** ejercicio para mejorar la vista que, según los maestros de mejoramiento de la visión, consigue que descanse el nervio óptico y los músculos situados en el interior y alrededor del ojo, relaja el sistema nervioso y realza los efectos de los demás ejercicios de los ojos. El palmeo suele hacerse en una habitación a oscuras, con las manos cubriendo con suavidad los ojos mientras se ve negrura u oscuridad.

**Parpadeo:** acto inconsciente que masajea y baña el ojo, alivia la tensión de la zona circundante y rompe el hábito de mirar fijamente. La mayoría de las personas que tienen mala visión han perdido la habilidad de parpadear sin esfuerzo y con frecuencia; por eso, el parpadeo constituye un ejercicio muy importante de mejora de la vista.

**Retinoscopio:** instrumento para medir la dirección y la extensión de los errores de refracción.

# MÁS INFORMACIÓN

BATES, William H. *El método Bates para mejorar la visión sin gafas*, Barcelona, Paidós Ibérica, 2006.

—. *The Cure of Imperfect Sight by Treatment without Glasses*, Health Research, 1978.

HUXLEY, Aldous. *Un arte de ver*, México, Tomo, 2000.

SCHNEIDER, Meir. *Self-Healing: My Life and Vision*, Londres, Penguin Arkana, 1989.

SCHNEIDER, Meir y Maureen Larkin, con Dror Schneider. *The Handbook of Self-Healing*, Londres, Penguin Arkana, 1994.